DIETA CHETOGENICA

La guida completa alla Keto Diet per dimagrire senza rinunce

Include piano alimentare di 21 giorni e 50 gustose ricette

FRANCESCA GAUDINO

LA DIETA CHETOGENICA

La dieta chetogenica è un protocollo alimentare che prevede la riduzione dei carboidrati alimentari in modo da indurre un cambiamento metabolico nell'organismo, che inizierà a produrre una maggior quantità di corpi chetonici e obbligherà il corpo a ricavare l'energia di cui ha bisogno dai grassi e non più dal glucosio. La dieta è progettata per provocare la chetosi, uno stato in cui il tuo il corpo produce molecole chiamate chetoni direttamente dalle molecole di grasso. I chetoni diventano la la principale fonte di energia al posto dei carboidrati. La dieta chetogenica può aiutare nella perdita di peso perché, man mano che il tuo corpo si adatta ad utilizzare il grasso come fonte di energia principale, attinge alle riserve di grasso corporeo anziché bruciare carboidrati e immagazzinare l'eccesso di energia come adipe.

La dieta chetogenica è stata inizialmente sviluppata come trattamento per l'epilessia farmacoresistente circa cento anni fa ed è ancora usata come uno dei trattamenti più efficaci per tutta una serie di disturbi convulsivi.

Con il tempo i medici hanno notato che questa dieta portava ad altri benefici oltre a quelli per cui era stata sviluppata. I benefici maggiori che si hanno seguendo questa dieta sono la perdita di peso, un migliore controllo dell'appetito, livelli di energia maggiori e più persistenti, migliore sensibilità all'insulina, trattamento delle malattie insulino-correlate come il diabete e un abbassamento dei livelli di zuccheri nel sangue.

La dieta chetogenica standard prevede una restrizione dei carboidrati che saranno meno del 5% delle calorie totali, un apporto proteico del 15-20% e i grassi corrisponderanno al 75-80% del restante introito calorico.

COS'E LA CHETOSI

La chetosi non è semplicemente un processo, è uno "stato" che riflette esattamente in che modo il corpo sta producendo energia.

Quando si segue una dieta chetogenica, il corpo si ritrova con scorte di glucosio limitatissime e quindi è costretto a scomporre il grasso e a creare i corpi chetogenici. Quindi il corpo si ritrova in questo stato chiamato chetosi.

Queste molecole vengono create quando il corpo scompone le molecole di grasso, creando acidi grassi che sono bruciati nel fegato in un processo chiamato beta-ossidazione. Il risultato finale di questo processo è la creazione dei chetoni che vengono utilizzati dal corpo come carburante per i muscoli e il cervello. Ciò significa che l'energia viene dai chetoni anziché dal glucosio.

Nonostante il glucosio sia la principale fonte energetica, in mancanza di quest'ultimo le cellule del cervello utilizzano questi acidi grassi come energia.

COME FUNZIONA IL CORPO IN CHETOSI

Quando i grassi sono scomposti nel fegato, vengono rilasciate le molecole di glicerolo e di acidi grassi. L'acido grasso viene scomposto ulteriormente in un processo chiamato chetogenesi. Viene così prodotto un corpo chetonico chiamato acetoacetato.

L'acido acetoacetico viene poi convertito in altri 2 tipi di corpi chetonici:

Beta-idrossibutirrato (BHB): dopo un po' che si e in chetosi, i muscoli convertono l'acetoacetato in BHB dato che viene preferito dal cervello come carburante.

Acetone: Questo può a volte venire metabolizzato in glucosio ma principalmente viene espulso come sostanza di rifiuto.

Col passare del tempo il corpo espelle meno acetone così da far pensare che lo stato di chetosi stia svanendo. Ma non è questo il caso dato che il cervello utilizzerà BHB come fonte energetica e il corpo è impegnato a fornire quanta più energia al cervello nella maniera più efficiente.

Il glicerolo che si crea quando i grassi vengono scomposti viene convertito on glucosio tramite un processo chiamato glucogenesi.

La glucogenesi è un normale processo metabolico che ricava glucosio dagli aminoacidi nelle proteine, lattato dai muscoli e glicerolo dagli acidi grassi.

Sebbene il corpo abbia bisogno di glucosio in piccole quantità per mantenere un buono stato di salute, i carboidrati non sono fondamentali a questo fine. Il fegato infatti sarà sempre sicuro che ci sia abbastanza glucosio nel flusso sanguigno a garantire il giusto stato di salute del corpo e sarà in grado di produrlo a prescindere dal modo in cui lo dovrà fare.

Le proteine possono essere una buona risorsa di glucosio per il fegato quando è necessario dato che circa il 56% dell'eccesso di proteine viene convertito in glucosio. Ecco perché un consumo eccessivo di proteine non è una buona cosa e può portare fuori dallo stato di chetosi. Ma questo non deve preoccupare se si mangiano entro le giuste quantità di macronutrienti, come vedremo più avanti.

Finché si mangiano le giuste quantità di proteine e grassi ogni giorno il fegato può tranquillamente continuare la glucogenesi scomponendo gli aminoacidi e gli acidi grassi ingeriti.

È molto importante perché se non mangi abbastanza proteine e grassi il corpo per produrre glucosio potrà utilizzare anche gli aminoacidi scomponendoli direttamente dal tessuto muscolare e questo non è decisamente ciò che vogliamo.

COME RICONOSCERE LA CHETOSI

Anche seguendo una dieta chetogenica e introducendo quindi meno di 50 grammi al giorno di carboidrati non è detto che automaticamente il corpo passerà ad uno stato di chetosi.

Alcuni errori nella dieta, come assumere una dose eccessiva di proteine, possono farci uscire dallo stato di chetosi.

Ma come poter essere certi di essere in chetosi?

Per prima cosa vanno misurati il livello di chetoni nel corpo.

- Con valori al di sotto di 0,5 mmol/l non si è in chetosi.
- Da 0,5 a 1,5 mmol/l è il punto di partenza di una chetosi leggera.
- Da 1,5 a 3 mmol/l sono i valori in cui la chetosi è ottimale. Tutto ciò si traduce in migliori prestazioni fisiche e mentali e maggiore combustione di grassi e perdita di peso.
- Da 3 a 8 mmol/l non sono valori accettabili in quanto si passa ad una chetosi da fame e ciò significa che non si sta introducendo abbastanza cibo.
- Valori superiori a 8mmol/l non sono valori normalmente raggiungibili con la chetogenica. Questi valori sono

sinonimo di una disfunzione e la causa potrebbe anche essere il diabete di tipo 1 che a lungo andare può portare alla chetoacidosi.

Ecco i metodi principali per misurare il livello di chetosi:

1. Misurare i chetoni nelle urine

Un modo pratico e affidabile per controllare lo stato di chetosi è quello di utilizzare delle strisce reattive per controllare il chetoni nelle urine. Il procedimento è molto semplice in quanto, una volta bagnata la striscia con l'urina, basterà aspettare circa 15 secondi e questa cambierà colore. A seconda del colore assunto rispetto allo spettro che si trova nelle istruzioni si potrà capire il livello di chetosi in cui ci si trova.

Solitamente più ci si avvicina alle sfumature di viola più scure più il livello di chetoni è alto.

È necessario tenere presente che la concentrazione di chetoni nelle urine può variare a seconda dello stato di idratazione dell'individuo. Quindi a volte si può avere un falso positivo. Questo avviene soprattutto quando si misura il livello di chetoni al mattino. Così come si potrebbe avere un falso negativo quando si è eccessivamente idratati.

2. Analisi del sangue

Il metodo più preciso sono le analisi del sangue.

Per misurare lo stato di chetosi avrai bisogno di un misuratore di chetoni e di un kit contenente una lancetta pungi dito e una striscia reagente ai chetoni.

3. Aumento della sete e secchezza delle fauci

Un' altro modo per capire se si è in uno stato di chetosi è l'aumento della sete. Il corpo utilizza tutto il glicogeno in eccesso e questo si traduce in un bisogno di urinare più frequentemente. Questo metodo è molto impreciso.

Diminuendo i livelli di insulina, il corpo espelle il sodio e l'acqua in eccesso. Per bilanciare l'elettroliti è consigliabile aggiungere alla dieta dai 2 ai 4 grammi di sodio al giorno.

4. Alito che odora di acetone

L'acetone è uno dei tre attributi dei corpi chetonici. Questo è il prodotto della trasformazione in energia degli acidi grassi nel fegato e nei reni.

Quando viene rilasciato acetone l'odore dell'alito cambia assumendo un odore fruttato o metallico come quelle delle mele troppo mature.

Questo cambiamento potrebbe indicare il passaggio ad uno stato di chetosi.

Ovviamente per ovviare a questo inconveniente si consiglia una buona igiene orale che allevierà l'alito cattivo. Dopo le prime settimane questo effetto negativo diminuisce.

COSA NON È LA DIETA CHETOGENICA

Non è una dieta iperproteica.

Questa credenza viene dal fatto che appena qualcuno sente parlare di assunzione di grassi a discapito dei carboidrati è portato a pensare che dovrà consumare anche quantità spropositate di proteine ma non è così.

Il regime chetogenico non prevede quantità di proteine assurde ma del tutto normali ed in linea con il fabbisogno standard che ha un individuo a seconda anche del suo stile di vita (sedentario, sportivo ecc.)

Addirittura, è sconsigliato esagerare con le proteine in quanto un apporto eccessivo di queste porterebbe a convertire quelle in eccesso in glucosio compromettendo lo stato di chetosi che prevede la dieta.

Non è una dieta iperlipidica.

Premettendo che non è possibile stabilire a priori quale sia o no il corretto apporto di uno specifico nutriente in quanto tutto andrebbe contestualizzato, è sbagliato il concetto di basarsi sulle percentuali per calcolare i nutrienti dietetici.

Infatti, a seconda dell'individuo, della sua attività, genetica e altri innumerevoli fattori l'introito calorico può variare enormemente e basarsi sui grammi dei nutrienti tramite il potenziale calorico che questi possono fornire è sbagliato in quanto non tiene conto dei meccanismi biochimici che ci sono alla base della produzione di energia. La dieta chetogenica non è iperlipidica per definizione in quanto genera chetosi cospicua e dato che anche il digiuno è una condizione chetogenica si può dire che la chetogenesi non è associata ad un elevato introito di grassi. Quindi secondo questo ragionamento una dieta chetogenica può essere ipo, normo o iperlipidica a seconda dei casi.

I grassi nel nostro caso servono a sostituire i carboidrati dato che per entrare in chetosi non è fondamentale la grande quantità di grassi ma la mancanza di glucosio.

In mancanza di carboidrati il corpo sarà dunque portato a produrre chetoni che saranno utilizzati come fonte energetica attingendo direttamente dalle riserve di grasso.

In questo modo i corpi chetonici prodotti dal fegato, in mancanza di glucosio, saranno il principale sistema energetico che il cervello utilizzerà per svolgere le sue funzioni.

Non è una dieta carnea.

La dieta chetogenica non è una dieta carnea in quanto non prevede una obbligata assunzione di carne maggiore rispetto ad altri regimi dietetici.

Ripetiamo fino allo sfinimento che la dieta chetogenica è una dieta che genera uno stato di chetosi che non è influenzato dalla presenza di particolari alimenti. A dimostrarlo è il fatto che è possibile fare una dieta chetogenica senza mangiare carne o altri alimenti.

BENEFICI DELLA DIETA CHETOGENICA

Vediamo insieme i benefici che una dieta chetogenica può dare.

Minore quantità di zuccheri nel sangue e abbassamento dei livelli di insulina che aiutano a prevenire ea tenere sotto controllo il diabete.

Quando si consumano carboidrati, questi vengono scomposti in glucosio e aumentano i livelli di zuccheri nel sangue.

Il corpo risponde rilasciando insulina per abbassare i livelli di zuccheri nel sangue.

Sembra che sia tutto in regola ma non è così.

Infatti, introducendo continuamente zuccheri il corpo come risposta produrrà insulina sì ma arriverà ad un punto dove le cellule del corpo diventeranno sempre più resistenti all'insulina.

Quindi il processo naturale che serve a regolare e abbassare i livelli di zuccheri nel sangue viene "depotenziato" sempre di più con il risultato che si diventa insulino resistenti e i livelli di zuccheri nel sangue rimangono alti in maniera innaturale. Questo viene classificato anche come diabete di tipo 2

Dunque, la soluzione per abbassare gli zuccheri nel sangue è quello di non mangiare carboidrati (che vengono scomposti in zuccheri)

Studi dimostrano che i diabetici che seguono i regimi alimentari a basso contenuto di carboidrati possano ridurre i dosaggi di insulina addirittura del 50%.

Altra vantaggio dei bassi livelli di zucchero è lo stato di benessere psico-fisico.

Un esempio del malessere che ci porta mangiare troppo (e troppi carboidrati) si può trovare pensando alla sensazione di pesantezza e sonnolenza che rimane con noi per tutto il pomeriggio dopo pranzo.

Questo è dovuto al picco di zuccheri ne sangue.

Riduzione dell'appetito

Questo fattore sembra sia determinato dalla secrezione di alcuni ormoni, in particolare il glucagone che aumenta il senso di sazietà.

La riduzione dell'appetito è dovuta anche alla produzione dei corpi chetonici che riducono l'introito alimentare.

Quindi una serie di risposte metaboliche fa sì che la sensazione di fame venga naturalmente soppressa

Altro fattore è il **senso di sazietà** che danno proteine e grassi.

Non dimentichiamo anche che con questa dieta introdurremo alimenti che non danno dipendenza "no addictive" e quindi avremo un maggiore controllo alimentare.

Infatti, i cibi dolci o dal gusto dolce influenzano in maniera diretta la palatabilità e agiscono sui meccanismi cerebrali che sono alla base del controllo alimentare.

Tutti hanno provato quella sensazione che si prova quando si mangia un proprio cibo preferito.

Se ne mangerebbe fino a scoppiare, oltre le dosi che normalmente sono richieste a livello organico.

Più è calorico e ricco di nutrienti è un alimento, inferiore è il senso di sazietà che si prova.

Quando dopo un periodo di regime alimentare low carb si vanno a reintrodurre cibi zuccherini è molto facile perdere il controllo e mangiarne in quantità molto superiori proprio perché si attivano dei processi neuro-ormonale che tendono a farci perdere il controllo e ci inducono a mangiare oltre misura.

Aumento della concentrazione e del focus mentale

Come detto in precedenza la chetogenica è una dieta ad alto consumo di grassi, moderate proteine e basso contenuto di carboidrati ed utilizza proprio il grasso come fonte energetica primaria.

Le diete occidentali sono l'esatto opposto e questo può portare ad una carenza di nutrienti fondamentali come gli acidi grassi che sono fondamentali per garantire la corretta funzione del sistema nervoso e del cervello.

Pensate che a volte nelle persone affette da malattie cognitive come l'Alzheimer la causa principale risiede in una abuso di zuccheri semplici che non nutrono a dovere le cellule cerebrali, le quali prediligono gli acidi grassi.

Quindi la dieta chetogenica ci da una fonte energetica supplementare ideale per il nostro cervello.

Particolarmente indicato per migliorare le funzioni cerebrali è stato provato essere il consumo di olio di cocco. Come anche provato da uno studio della American Diabetes Association dove la somministrazione di olio di cocco in pazienti affetti da diabete di tipo 1 ha goduto di un miglioramento evidente delle loro funzioni cerebrali.

Così come pazienti affetti da Alzheimer hanno sperimentato una maggior capacità mnemonica dopo aver seguito una dieta chetogenica ed un netto aumento dei punteggi nei test di memoria.

La dieta chetogenica che prevede l'abbondante consumo di grassi e l'introduzione di importanti acidi grassi come gli omega 3 e gli omega 6, presenti in numerosi pesci come frutti di mare, salmone ecc., si rivela altamente vantaggiosa per il nostro cervello (il tessuti cerebrale è costituito per gran parte da acidi grassi) dato che lo alimenta con nutrienti idonei a raggiungere uno stato mentale migliore e migliorando la salute del cervello.

Il nostro corpo non è in grado di autoprodurre acidi grassi da solo e l'unico modo per disporne è attraverso la dieta.

Le diete ricche di carboidrati hanno un effetto di annebbiamento dell'attività cerebrale e conseguente deconcentrazione.

Il boost mentale che si avverte in regime chetogenico è immediato e si avverte davvero la differenza.

Pressione sanguigna

Un terzo degli adulti soffre di ipertensione con conseguente aumento del rischio di ictus ed infarto.

Maggiore è il livello di pressione sanguigna, maggiore è il rischio.

Anche se le cause dell'ipertensione non sono sempre chiare due dei principali fattori che determinano questa sintomatologia sono l'obesità e l'invecchiamento.

Con ritmi sempre più frenetici della vita e l'aumento delle situazioni di stress a cui siamo sottoposti ogni giorno l'ipertensione è sempre più comune e altrettanto comune è il fatto che chi ne soffre ha anche problemi di sovrappeso o diabete.

È necessario cambiare stile di vita a partire dall'alimentazione.

La maggior parte della gente segue diete ricche di carboidrati e molti ne consumano troppi per lo stile di vita che fanno.

Questo sovraccarico di carboidrati che vengono convertiti in zuccheri dal corpo aumentano a dismisura i livelli di glucosio nel sangue e scatenano risposte insuliniche spropositate e conseguenti aumenti di peso fino ad arrivare all'obesità.

La pressione sanguigna si alzerà notevolmente e ciò non è un bene.

Quindi consumare meno carboidrati permetterà al corpo di diminuire i livelli di insulina e i livelli di pressione sanguigna.

Inoltre, si avrà una diminuzione del peso che è altrettanto fondamentale.

SVANTAGGI DELLA DIETA CHETOGENICA

Vediamo ora quali sono gli svantaggi che la dieta chetogenica si porta dietro. La dieta chetogenica deve essere fatta con cognizione di causa e deve essere controllata. Detto questo è normale che un cambiamento delle abitudini alimentari porti il fisico a reagire in diversi modi.

Non deve spaventare quindi se durante la chetosi coi si possa sentire per un breve periodo stanchi, irritati e con un senso di spossatezza.

Sono feedback negativi che avvengono a causa dell'adattamento del fisico al nuovo regime e questi scompariranno dopo un breve periodo.

Gli effetti collaterali sono:

Inappetenza. Se la mancanza di appetito può da una parte essere una manna dal cielo per perdere peso, dall'altra può risultare un problema. Questo perché una volta che ci si sente in grado di controllare l'appetito l'individuo può pensare di aver raggiunto l'obiettivo e abbandonare la dieta in quanto si sente in grado di controllarsi sempre. Ma questo controllo potrebbe "svanire" non appena si tornano ad introdurre ingenti quantità di carboidrati.

Letargia transitoria (sonnolenza)

Si potrebbero verificare stati di stanchezza, spossatezza o sonnolenza soprattutto all'inizio della dieta. Questi effetti si verificano in seguito alla transizione che il cervello deve compiere quando passa dall'utilizzo di glucosio ai corpi chetonici. Questa fase di adattamento potrebbe durare non più di 2 settimane dopo le quali si registrano livelli di attenzione ed energia decisamente superiori alla media.

Questo è dovuto alla migliore resa energetica dei corpi chetonici rispetto al glucosio.

Stipsi

Riducendo gli alimenti che limitano il riassorbimento dell'acqua da parte dell'intestino, quali amidi e carboidrati, si potrebbero avere fenomeni di stitichezza.

Anche qui si tratta di una fase di adattamento in quanto essendo l'intestino abituato ai carboidrati, l'eliminazione quasi totale di questi ultimi e l'introduzione maggiore di grassi andrà a scombinare l'equilibrio della flora batterica.

Dopo poco tempo la flora batterica tenderà a stabilizzarsi autonomamente. Per contrastare questi effetti il consiglio è quello di consumare molte fibre consumando più verdure o assumendo specifici integratori di fibre.

Carenze di vitamine e minerali.

La carenza di vitamine e minerali è dovuta principalmente all'effetto diuretico della chetosi. Si consiglia quindi di integrare con magnesio, potassio e sodio.

FALSI MITI SULLA DIETA CHETOGENICA

I reni vengono danneggiati.

A causa della infondata credenza che la dieta chetogenica sia iperproteica molti sono portati a credere che questa dieta sia dannosa per i reni. Questa preoccupazione poi è basata sul carico proteico in riferimento alle RDA per soggetti sedentari che prevede di assumere non più 0,8, 1 g/kg di proteine al giorno. Ma questa è un'ipotesi smentita da tempo dalla letteratura scientifica.

Quindi non vi è nessun sovraccarico proteico a danno dei reni.

Inoltre, un rene sano è in grado di adattarsi al carico proteico, modificando la sua struttura senza il pericolo che ci siano delle complicanze nel suo funzionamento.

Ovviamente se i reni di una persona sono compromessi o hanno una funzionalità ridotta, questa dovrà fare attenzione al carico proteico e non seguirà certo un tipo di alimentazione come la chetogenica.

La chetosi nutrizionale ti mette a rischio di chetoacidosi

Questo è assolutamente falso. La dieta chetogenica NON causa la chetoacidosi.

La chetoacidosi è una condizione pericolosa (potenzialmente fatale che può verificarsi nei soggetti con diabete di tipo 1 scompensato) in cui i corpi chetonici causano un forte squilibrio nel pH del sangue.

Questa situazione si verifica nei soggetti con diabete di tipo 1 o di tipo 2 insulino dipendente ed è rarissima nei soggetti con pancreas perfettamente funzionante. I livelli di chetoni nel sangue sono regolati dall'insulina così come la glicemia.

Quando i chetoni raggiungono il loro limite (7-8 mmol/l) il pancreas rilascia una piccola quantità di insulina per aiutare a prevenire qualsiasi ulteriore aumento di chetoni nel sangue. Questo sistema è progettato proprio per evitare la chetoacidosi (15-25 mmol/l)

La chetosi ottenuta con la dieta chetogenica non è assolutamente in grado di mettere a rischio una persona sana. I livelli di chetoni non possono raggiungere certi livelli.

Ovviamente si si consiglia sempre di avviare una dieta e / o un programma di gestione del peso sotto la supervisione di un medico o di un operatore sanitario.

Perdita di calcio nelle ossa.

La dieta chetogenica a causa dell'acidosi che provoca viene imputata di aumentare il rilascio di calcio dal tessuto osseo.

Il fatto è che in chetogenica i livelli di chetoni non vanno mai oltre i 7-8 mmol/l e il pH del sangue non esce mai fuori dai normali livelli 7.35-7.45

Inoltre, si pensa che una dieta ricca di proteine e povera di carboidrati provochi l'escrezione di calcio da parte dell'organismo e l'osteoporosi.

Come già ripetuto alla nausea la dieta chetogenica non è una dieta iperproteica.

È una dieta ricca in grassi e a proteine moderate. Indipendentemente da questo il consumo di proteine è essenziale per la buona salute delle ossa.

Oltre al calcio, in presenza di adeguati livelli di vitamina D, le proteine sono un nutriente fondamentale per la prevenzione dell'osteoporosi.

È stato osservato come pazienti con fratture dell'anca hanno registrato un basso apporto di proteine nella dieta e come una carenza di proteine provochi il deterioramento della massa e della forza ossea.

Quindi un apporto proteico più elevato è correlato ad ossa più forti e dense.

La perdita ossea può essere causata da altri fattori come carenza di magnesio, alto consumo di fruttosio, intolleranza al glutine associata a consumo di cereali, consumo di olio vegetale in particolare quello di mais.

LE VARIE TIPOLOGIE DI GRASSI NELLA DIETA CHETOGENICA

Seguendo una dieta chetogenica otterrai dal 70 all'85% del tuo introito calorico giornaliero dai grassi.

I grassi non sono tutti uguali.

Esistono numerosi acidi grassi differenti che hanno un diverso impatto sull'organismo.

È importante conoscerli e capire quali tipologie è meglio introdurre per creare una dieta corretta, favorevole alla chetosi, salutare e sostenibile.

Uno dei più importanti grassi da inserire in una dieta chetogenica sono gli acidi grassi a catena media. Puoi ottenere gran parte dei grassi dagli acidi grassi monoinsaturi a catena lunga presenti in alimenti come olio di oliva, noci e avocado.

Gli acidi grassi omega 3 sono essenziali per la salute di cuore e cervello e vanno inclusi in piccole quantità nella dieta.

Vediamo le caratteristiche di ogni tipo di trigliceride.

Grassi a catena media (MCTs)

Un importante tipo di grasso da includere nelle diete chetogeniche è l'MCT.

L'MCT è un trigliceride a catena media ed è un tipo di grasso che ha dagli 8 ai 12 atomi di carbonio nella propria catena. A differenza degli acidi grassi a catena lunga che hanno dai 14 ai 22 atomi di carbonio.

Questi grassi vengono elaborati in maniera molto diversa nell'organismo.

Gli acidi grassi a catena lunga vengono assorbiti dall'intestino tenue e immessi nel sistema linfatico.

Insieme al colesterolo vengono rinchiusi in piccole sfere chiamate chilomicroni e circolano liberamente nel corpo.

Il risultato è che questi acidi grassi a catena lunga hanno molte possibilità di essere stoccati come tessuto adiposo invece di essere utilizzati come energia immediata.

I ricercatori hanno scoperto che i chilomicroni possono giocare un ruolo importante nello sviluppo delle placche arteriosclerotiche.

I grassi a catena media e corta invece vengono processati in maniera diversa dall'organismo. Dopo essere stati assorbiti nell'intestino tenue, viaggiano direttamente al fegato attraverso la vena portale epatica. Possono essere assorbiti nei mitocondri, unità che producono energia della cellula, senza la presenza di carnitina, una molecola di segnalazione necessaria per l'assorbimento degli acidi grassi a catena lunga. Lì, sono metabolizzati principalmente come energia, con il risultato di alti livelli di acetyl CoA e la formazione di corpi chetonici,

Se si consuma una gran quantità di grassi a catena media e corta in un pasto, questi promuoveranno in maniera decisa la chetosi, anche se il pasto dovesse contenere anche una moderata quantità di carboidrati.

Infatti, senza i grassi a catena media è difficile limitare i carboidrati abbastanza da rimanere in chetosi.

Quindi consumare grassi a catena media è un ottima cosa soprattutto se si segue una dieta chetogenica modificata.

L'olio id cocco è la miglior fonte alimentare di acidi grassi a catena media essendone composto per il 63% (insieme al 30% di acidi grassi a catena lunga e il 7% di grassi insaturi)

Comunque, circa il trequarti di questi sono acido laurico a 12 atomi di carbonio.

L'acido laurico è catalogato come acido grasso a catena media perché non richiede carnitina per essere trasportato nei mitocondri ed essere bruciato come energia, come fanno gli acidi grassi a catena lunga.

Il nostro corpo non lo processa nella stessa maniera degli altri acidi grassi a catena media perché solo il 70% dell'acido laurico va direttamente nel fegato per venire utilizzato come fonte di energia immediata. Il resto è rilasciato attraverso il corpo come i grassi saturi a catena lunga.

Quindi non induce alla chetosi allo stesso modo dei grassi a catena con 6, 8 o 10 atomi di carbonio ma è sicuramente molto più chetogenico degli altri grassi.

Anche il burro e altri prodotti lattiero-caseari ricchi di grassi forniscono un piccola quantità di MCT, circa il 6% del grasso totale. Questi non vengono utilizzati come fonte di MCT principale in quanto sono ricchi di acidi grassi saturi a lunga catena e andrebbero quindi consumati con moderazione.

La migliore fonte supplementare di acidi grassi a catena media da 8 e 10 atomi di carbonio altamente chetogenici è sicuramente l'olio MCT, che viene ricavato dall'olio di cocco.

Con un contenuto che va dall'80 fino al 100% di acidi grassi a catena media con 8 e 10 atomi di carbonio, l'olio MCT risulta il modo migliore per fornire una spinta chetogenica importante alla dieta.

Grassi monoinsaturi a catena lunga

I grassi monoinsaturi a catena lunga sono una fonte di energia salutare per il cuore e una componente importante della dieta chetogenica.

Pur non avendo un effetto chetogenico marcato come quelli a catena media questi grassi sono comunque un ottima scelta per soddisfare i bisogni energetici aggiuntivi.

Le migliori fonti di monoinsaturi i grassi sono olio di girasole, l'olio di cartamo, l'olio extravergine di oliva, nocciole, mandorle, noci di macadamia e i rispettivi oli, avocado e l'olio di avocado.

I grassi monoinsaturi costituiscono il 64% di grassi in questi cibi mentre i grassi saturi sono inferiori al 15%.

Tra queste fonti ci sono anche le olive e l'avocado che sono tra le migliori fonti di questo tipo di grasso anche grazie alla loro bassa percentuale di omega 6.

Cerca di consumare la maggior parte dei grassi monoinsaturi da olive, avocado e moderate quantità di oli e frutta secca.

Acidi grassi Omega-3 e Omega-6

Gli acidi grassi polinsaturi a catena lunga non costituiscono una fonte importante di energia nella maggior parte delle diete, ma alcuni tipi di questi acidi grassi sono essenziali in piccole quantità.

Ormai tutti conoscono o hanno sentito parlare degli omega-3, la classe di grassi che si trovano nei pesci, pesce e semi di lino, e in piccole quantità in noci e fagioli. Sono essenziali per molte funzioni cellulari e riducono l'infiammazione e i rischi per una serie di malattie croniche.

In teoria solo un tipo di omega 3, l'acido alfa linolenico (ALA) è tecnicamente essenziale perché gli altri omega 3 possono essere sintetizzati dall'ALA.

Tuttavia, i livelli di conversione sono molto bassi per cui è bene assumere tutti e 3 i tipi di omega 3 mangiando pesce, olio di lino, canapa noci e altri vegetali in cui si trova ALA.

Si ha bisogno di appena 0,5-1 grammo di omega 3 al giorno.

Gli acidi grassi Omega-6 sono un altro tipo di grassi polinsaturi a catena lunga. Come per gli omega-3, solo un tipo, l'acido linoleico, è essenziale in piccoli quantità affinché il corpo umano possa sintetizzare gli altri omega 6 necessari.

Questi grassi hanno un importante ruolo per il metabolismo, per le ossa e per la funzione riproduttiva.

L'acido linoleico si trova nelle verdure, negli oli di soia, mais, colza, cartamo, sesamo, girasole e anche nella carne di pollo, manzo, maiale, nelle uova.

Alcuni tipi di omega 6 promuovono le infiammazioni nel corpo aumentando il rischio di cancro, malattie cardiache e diabete.

La ricerca suggerisce che l'acido linoleico e gamma linoleico contenuto nelle fonti vegetali non è così infiammatorio, mentre lo è l'acido arachidonico che si trova principalmente nella carne rossa, nel pollame, nelle uova e nel latte.

Si raccomanda di consumare circa 2-4 grammi di omega 6 al giorno.

Negli ultimi decenni, il consumo di omega-6 è aumentato notevolmente

nella dieta occidentale, un fatto che molti scienziati ritengono sia in parte responsabile dell'aumento dei tassi di malattie croniche.

Il problema non avrebbe a che fare tanto con gli omega 6 in sé, ma con il rapporto squilibrato che c'è tra omega 3 (antiinfiammatori) e omega 6 (infiammatori).

Le diete occidentali in media hanno un rapporto omega 6:omega3 che va da 14:1 a 25:1.

Per il corretto funzionamento del nostro organismo, il rapporto tra Omega 6 e Omega 3 deve essere inferiore o uguale a 4 come riporta l'INRAN (Istituto Nazionale di Ricerca per gli Alimenti e la Nutrizione) che evidenzia come "bisognerebbe consumare ogni quattro grammi di omega 6 almeno un grammo di omega 3".

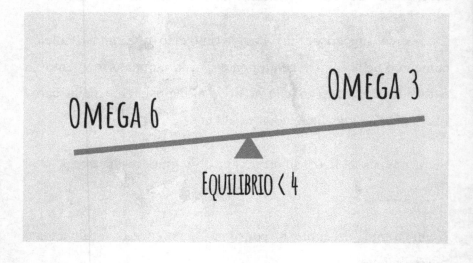

Ecco alcuni consigli per mantenere un buon rapporto omega 6:omega 3

Mangia 2-3 porzioni di pesce grasso a settimana in particolare lo sgombro, salmone, merluzzo bianco, aringa, coregone e sardine. Se non mangi pesce integra con l'olio di pesce.

Includere 1-2 porzioni di semi di lino macinati o olio di lino nei frullati.

Consumare verdure a foglia e crocifere (spinaci, cavoli, crescione, cavoletti di Bruxelles, ecc.) che contengono piccole quantità di omega-3.

• Limita la cottura con oli di girasole, mais, semi di cotone, arachidi, e soia.

• Se si mangiasse carne e pollame, sarebbe meglio acquistare quella derivata da animali da pascolo.

Anche il burro e lo strutto hanno un buon rapporto omega6:omega3 ma vanno limitati a causa dell'alto contenuto di grassi saturi.

• Utilizzare principalmente olio d'oliva e olio di cocco per cucinare, che sono relativamente poveri di acidi grassi omega-6.

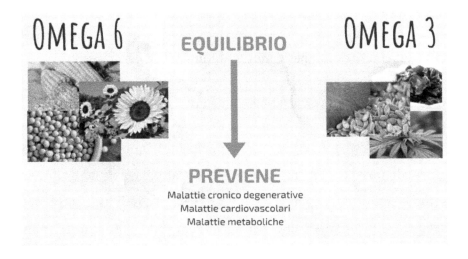

Acidi grassi saturi

Non tutti gli acidi grassi saturi sono "cattivi". Infatti, tutti i grassi a catena media presenti nell'olio di cocco e nell'olio MCT sono saturi, ma non hanno gli stessi effetti negativi sulla salute che fanno altri grassi saturi. Quando parliamo dei grassi saturi, quelli che devono preoccupare sono quelli a catena lunga provenienti dalla carne rossa e dai latticini ad alto contenuto di grassi.

Questi sono la tipologia di grassi collegati alle malattie cardiache, arteriosclerosi e colesterolo alto. I grassi saturi non devono costituire più del 20% dell'apporto calorico totale nella dieta chetogenica.

Assicurati che la metà di questi provenga da acidi grassi a catena media che, nonostante siano saturi, non hanno gli effetti negativi di quelli a catena lunga.

È sufficiente 1 cucchiaio e mezzo di olio MCT per fornirne 20 g.

Questa raccomandazione si basa su studi sulla perdita di peso

della dieta chetogenica, in cui i partecipanti hanno mangiato diete ricche di grassi contenenti fino al 20% di calorie derivanti da grassi saturi senza effetti negativi su HDL, LDL o livelli di trigliceridi nel sangue. Ciò significa che per una dieta da 1.800 calorie, non dovrebbero essere consumati più di 40 grammi di grassi saturi, con almeno 20 g come MCT.

La carne rossa e i grassi da latte possono ancora far parte della dieta chetogenica, ma dovrebbero essere consumati in quantità minori rispetto ad altre fonti di grassi.

COSA MANGIARE

In questo capitolo vedremo quali sono i cibi che si possono mangiare in chetogenica e quali invece no,
La cosa fondamentale è mantenere i carboidrati giornalieri sotto i 50 grammi.

CARNE E POLLAME. La carne è un alimento fondamentale in quanto fornisce proteine di alta qualità che aiutano a preservare la massa muscolare in una dieta a basso contenuto di carboidrati. Fornisce inoltre un notevole apporto di vitamine del gruppo B e numerosi minerali (potassio, selenio e zinco su tutti).
Non è fondamentale ma è comunque consigliato preferire carne grass-fed, cioè allevata ad erba. Questo perché gli animali che mangiano erba producono carne con elevatissime quantità di omega 3, acido linoleico e antiossidanti rispetto agli animali allevati con cereali.

PESCE. Pesce e molluschi sono alimenti perfetti.
Apportano proteine di altissima qualità oltre a vitamine del gruppo B, potassio e selenio. È comunque preferibile il pescato fresco in quanto ricco di omega 3 (merluzzo, salmone, sgombro, tonno, trota, dentice)
Ottimi anche i frutti di mare e i crostacei (gamberetti, ostriche, calamari, vongole, cozze, capesante, granchio, seppia ecc.)

UOVA. Le uova sono uno dei migliori alimenti che esistano.

Un uovo contiene meno di un grammo di carbo e meno di 6 grammi di proteine e sono un alimento perfetto per lo stile di vita chetogenico.

È stato dimostrato come le uova attivano degli ormoni responsabili del senso di pienezza e inoltre aiutano a mantenere i livelli di zucchero stabili nel sangue abbassando l'apporto calorico fino a 24 ore.

È importante consumare l'uovo intero dato che la maggior parte delle sostanze nutrienti si trova nel tuorlo.

Il tuorlo contiene luteina e zeaxantina che migliorano la salute degli occhi e lo proteggono.

Nonostante il tuorlo contenga colesterolo, il loro consumo non aumenta affatto i livelli di colesterolo nel sangue.

Infatti, le uova modificano la forma del colesterolo LDL in modo da ridurre il rischio di malattie cardiovascolari.

FORMAGGI. Sono alimenti deliziosi. Esistono una infinita varietà di formaggi. Questi sono tutti a basso contenuto di carboidrati e ricchi di grassi, quindi perfetti per una dieta chetogenica. Sono ricchi di grassi saturi ma ciò come già ripetuto non deve spaventare. Contengono acido linoleico coniugato che è stato collegato alla perdita di grasso e a miglioramenti nella composizione corporea. Mangiare regolarmente formaggio può aiutare a ridurre la perdita di massa muscolare e di forza che si verifica con l'invecchiamento.

BURRO E PANNA. Il burro e la panna sono grassi che ben si prestano alla dieta chetogenica. Se per molti anni si è pensato che il burro e la panna potessero contribuire a malattie cardiache a causa del loro contenuto di grassi saturi, oggi le cose stanno diversamente. Numerosi e appurati studi hanno dimostrato come i grassi saturi non siano collegati alle malattie cardiache.
Anzi un consumo moderato di latticini ad alto contenuto di grassi può ridurre il rischio di infarto e ictus. Burro e panna inoltre sono ricchi di acido linoleico coniugato, un acido grasso che favorisce la perdita di grasso.

YOGURT GRECO E RICOTTA. Sono due alimenti sani e ricchi di proteine. Contengono pochissimi carboidrati e sono perfetti per uno stile di vita chetogenico. Sia lo yogurt che la ricotta hanno dimostrato di poter aiutare a ridurre l'appetito e promuovere la sensazione di pienezza. Sono ideali per lo spuntino in cheto sia singolarmente che combinandoli con noci tritate, cannella e dolcificante senza zucchero per uno spuntino gustoso, veloce e perfettamente in linea con la dieta chetogenica.

GRASSI. Oltre ai grassi derivanti dalla carne e dall'uovo è importante assumere altre fonti di grasso. Vediamo insieme le più indicate.

OLIO DI COCCO. Questo alimento ha proprietà incredibili ed è adattissimo alla dieta chetogenica. Contiene trigliceridi a catena media (MCT) che, a differenza dei grassi a catena lunga, vengono assorbiti direttamente dal fegato e convertiti in chetoni o utilizzati come rapida fonte di energia.

Proprio l'olio di cocco viene utilizzato per aumentare i livelli di chetoni nelle persone affette da Alzheimer o con altri disturbi del cervello e del sistema nervoso.

L'acido grasso principale contenuto nell'olio di cocco è l'acido laurico.

L'acido laurico è un grasso a catena leggermente più lunga che miscelato con l'MCT promuove un livello di chetosi sostenuto.

È ottimo per le persone obese, in quanto può aiutare a perdere peso e a perdere il grasso viscerale. In uno studio alcuni uomini che assumevano 2 cucchiai di olio di cocco (circa 30 ml) al giorno hanno perso in media 2,5 cm di girovita e questo senza apportare stravolgimenti alla dieta.

OLIO DI OLIVA. Questo fantastico alimento offre notevoli benefici, in primis per il cuore.

È ricco di acido oleico, un grasso monoinsaturo che riduce i fattori di rischio di malattie cardiache. L'olio extravergine di oliva è ricco di antiossidanti noti come fenoli.

I fenoli proteggono ulteriormente la salute del cuore riducendo le infiammazioni e migliorando le funzioni delle arterie.

Come fonte di grasso pura, non contiene carboidrati ed è una base ideale per condire l'insalata o fare gustose e soprattutto salutari maionesi.

È sempre meglio consumarlo a crudo o utilizzarlo per cucinare a fuoco basso in quanto non è stabile alle alte temperature come i grassi saturi.

FRUTTA SECCA E SEMI OLEOSI

Frutta secca e semi oleosi sono alimenti sani, ricchi di grassi e poveri di carboidrati.

Il consumo frequente di frutta secca è stato collegato a un ridotto rischio di malattie cardiache, alcuni tumori, depressione e altre malattie croniche

Inoltre, sono alimenti ricchi di fibre, che possono aiutarti a sentirti pieno e ad assorbire meno calorie in generale.

Ecco alcuni valori di carbo contenuti in 30 g delle più popolari tipologie di frutta secca e semi.

Nonostante frutta secca e semi oleosi contengano pochi carboidrati, la quantità varia a seconda della tipologia.

Mandorle: 3 grammi di carboidrati netti (6 grammi di carboidrati totali)

Noci del Brasile: carboidrati netti da 1 grammo (3 grammi di carboidrati totali)

Anacardi: 8 grammi di carboidrati netti (9 grammi di carboidrati totali)

Noci di macadamia: 2 grammi di carboidrati netti (4 grammi di carboidrati totali)

Pecan: 1 grammo di carboidrati netti (4 grammi di carboidrati totali)

Pistacchi: 5 grammi di carboidrati netti (8 grammi di carboidrati totali)

Noci: 2 grammi di carboidrati netti (4 grammi di carboidrati totali)

Semi di Chia: 1 grammo di carboidrati netti (12 grammi di carboidrati totali)

Semi di lino: 0 grammi di carboidrati netti (8 grammi di carboidrati totali)

Semi di zucca: 4 grammi di carboidrati netti (5 grammi di carboidrati totali)

Semi di sesamo: 3 grammi di carboidrati netti (7 grammi di carboidrati totali)

BURRO E PANNA. Il burro e la panna sono grassi che ben si prestano alla dieta chetogenica. Se per molti anni si è pensato che il burro e la panna potessero contribuire a malattie cardiache a causa del loro contenuto di grassi saturi, oggi le cose stanno diversamente. Numerosi e appurati studi hanno dimostrato come i grassi saturi non siano collegati alle malattie cardiache.

Anzi un consumo moderato di latticini ad alto contenuto di grassi può ridurre il rischio di infarto e ictus. Burro e panna inoltre sono ricchi di acido linoleico coniugato, un acido grasso che favorisce la perdita di grasso.

VERDURE. Le verdure da preferire sono quelle a basso contenuto di carboidrati, ottime tutte le verdure a foglia verde (quindi sì a cavolo, zucchine, broccoli, cavolfiore ecc.)

Le verdure non amidacee hanno poche calorie e carboidrati ma sono ricche di molti nutrienti come vitamina C e numerosi minerali.

Contengono fibre che il corpo non digerisce che il tuo corpo non assimila come gli altri carboidrati. Quindi quando fai il conteggio dei carboidrati, dovresti contare quelli digeribili (o netti) cioè i carboidrati totali meno le fibre. Da evitare le verdure amidacee come patate e barbabietole in quanto troppo caloriche e ricche di carboidrati.

Le verdure contengono antiossidanti che aiutano a proteggere dai radicali liberi.

Verdure come broccoli, cavoli, cavolfiori sono state collegate alla riduzione del rischio di cancro e malattie cardiache.

Le verdure si prestano bene anche come sostituti degli alimenti con alto contenuto di carboidrati.

Ad esempio, il cavolfiore può essere utilizzato per imitare il riso o il pure di patate. Le zucchine possono essere utilizzate per fare i "zoodles".

Esistono anche gli spaghetti di zucca. Quindi con un po' di fantasia si può davvero trovare soluzioni alternative gustose e adatte allo stile chetogenico.

BEVANDE. L'acqua è essenziale, soprattutto in questa dieta. Occorre bere molta acqua (minimo 2-3 litri al giorno) Ottimo consumare bevande quali the, tisane e caffè rigorosamente senza zucchero.

FRUTTI DI BOSCO. La maggior parte dei frutti è troppo ricca di carboidrati da includere in una dieta chetogenica, ma le bacche rappresentano un'eccezione. Le bacche hanno un basso contenuto di carboidrati e un alto contenuto di fibre. In effetti, lamponi e more contengono più fibre dei carboidrati digeribili. Questi piccoli frutti sono carichi di antiossidanti a cui è stato attribuito il merito di ridurre l'infiammazione e proteggere dalle malattie

NOODLES SHIRATAKI. I noodles Shirataki sono un'aggiunta fantastica a una dieta chetogenica. Si possono trovare facilmente online.

Contengono meno di 1 grammo di carboidrati e 5 calorie per porzione perché sono principalmente acqua.

In realtà, questi noodles sono realizzati con una fibra viscosa chiamata glucomannano, che può assorbire fino a 50 volte il suo peso in acqua
La fibra viscosa forma un gel che rallenta il movimento del cibo attraverso il tratto digestivo. Questo può aiutare a ridurre i picchi di fame e zucchero nel sangue, rendendolo utile per la perdita di peso e la gestione del diabete.

AVOCADO. Gli avocado sono incredibilmente sani. Nonostante 100 grammi (circa la metà di un avocado medio) contengano 9 grammi di carboidrati, 7 di questi sono in fibra, quindi il suo conteggio netto di carboidrati è solo 2 grammi . Gli avocado sono ricchi di diverse vitamine e minerali, incluso il potassio, un minerale importante di cui molte persone potrebbero non averne abbastanza. Inoltre, un più alto apporto di potassio può aiutare a facilitare la transizione verso una dieta chetogenica.

Inoltre, gli avocado possono aiutare a migliorare i livelli di colesterolo e trigliceridi. In uno studio, le persone che consumavano una dieta ricca di avocado, hanno sperimentato una riduzione del 22% del colesterolo LDL "cattivo" e dei trigliceridi e un aumento dell'11% del colesterolo HDL "buono".

COSA NON MANGIARE

CARBOIDRATI

La chiave per una dieta cheto di successo è semplice: limitare l'assunzione di carboidrati e ottenere la maggior parte delle calorie dai grassi. Il problema con i cereali è che sono pieni di carboidrati, che possono danneggiare i tuoi progressi cheto. Se possibile, è meglio evitare del tutto i cereali, in particolare questi:

- Fiocchi d'avena
- Tortillas di farina e mais
- Grano
- Segale
- Lievito
- Avena
- Mais
- Grano saraceno
- Sandwich wraps
- Quinoa
- Saggina
- Orzo
- Riso

Non serve ricordare che pane, pasta, biscotti, crackers o impasti di pizza fatti con uno di questi tipi di cereali sono, ovviamente, assolutamente da evitare.

FRUTTA

Molti tipi di frutta sono ricchi di zuccheri e carboidrati. La cosa migliore da fare è consumare frutti a basso indice glicemico come more, mirtilli, lamponi, fragole e pomodori. Le olive e gli avocado sono anche eccellenti fonti di grassi sani.

Evitare:

- Mandarini
- Arance
- Ananas
- Banane
- Mele
- Pere
- Uva
- Succhi Di Frutta
- Manghi
- Nettarine
- Pesche

- Frutta secca come uvetta, datteri e mango essiccato
- Frullati di frutta (il numero di carboidrati varia in base alla frutta utilizzata)
- Tutti i succhi di frutta (esclusi succo di limone e lime)

Suggerimento: evita i frutti congelati che potrebbero essere stati dolcificati poiché tendono ad avere un numero di carboidrati più elevato.

VERDURE

Quando si tratta di verdure, la regola è quella di evitare qualsiasi verdura che cresce sottoterra. Evita le verdure con un alto contenuto di amido, poiché contengono più carboidrati.

Quindi da evitare:

- Patate
- Patate Dolci
- Patate Al Forno
- Yams (tipo di patata)
- Piselli
- Mais
- Carciofo

- Pastinaca
- Manioca (Yuca)

LEGUMI

Le leguminose come fagioli e piselli sono in genere ricche di proteine e altri nutrienti ma poiché sono ricchi di carboidrati, sono un altro tipo di cibo da evitare in chetogenica.

Da evitare:

- Stufato Di Fagioli
- Ceci
- Fagioli Di Lima
- Fagioli Borlotti
- Fagioli Neri
- Lenticchie
- Piselli Verdi
- Fagioli
- Fagioli Cannellini
- Grandi Fagioli Nordici

- Fagioli Di Lima
- Fagioli Blu

BEVANDE

Presta molta attenzione a ciò che bevi, poiché le bevande sono spesso una fonte significativa di zuccheri e carboidrati nascosti. La maggior parte del consumo di liquidi dovrebbe provenire dall'acqua

Da evitare:

- Cola
- Cioccolata Calda
- Ginger Ale
- Bibita Gassata Al Gusto D'uva
- Birra
- Acqua Tonica
- Bevande Energetiche
- Bevande Sportive
- Succhi Di Frutta
- Limonata
- Tè Freddo zuccherato
- Frappuccino

- Moca
- Birre Non Leggere
- Cocktail come Margarita, Piña Colada ecc

COME IMPOSTARE UNA DIETA CHETOGENICA

Dopo aver chiarito cosa sia e cosa non sia una dieta chetogenica e aver fatto luce sui vantaggi, gli svantaggi di questo protocollo andremo a vedere in che modo impostare una dieta chetogenica. Partiremo analizzando i concetti teorici di questa dieta fino a giungere alla pratica.

COSA SUCCEDE A LIVELLO METABOLICO

La riduzione di carboidrati e il successivo passaggio alla chetosi, a livello metabolico, simula un digiuno alimentare.

Nei primi giorni di digiuno l'encefalo continua ad usare circa 100g di glucosio per le sue funzione e il suo sostentamento così come in una normalissima dieta mista.

Questo perché i livelli di chetoni nei primi giorni sono ancora bassi e gli adattamenti hanno bisogno di alcuni giorni.

Dei 100g di glucosio, il 75-80% viene dalla degradazione degli aminoacidi, il 15% dal glicerolo ottenuto dalla scomposizione degli acidi grassi e il restante da altri substrati come il lattato e il piruvato.

Intorno alla terza settimana, quando la chetosi si è assestata, l'encefalo si adatta ad utilizzare i corpi chetonici e abbassa la richiesta di glucosio a 40 grammi al giorno. Il 50% viene ancora ricavato dagli aminoacidi e dal glicerolo e altri substrati per la restante parte.

L'encefalo si sta progressivamente adattando ad utilizzare i corpi chetonici e la richiesta di glucosio è sempre minore.

LA DEGRADAZIONE PROTEICA

La dieta chetogenica è nata per controllare l'epilessia. Per avere effetti anticonvulsivanti la dieta deve rispettare il così detto rapporto chetogenico. Questo rapporto si ottiene dividendo la quantità di nutrienti chetogenici per la quantità di nutrienti anti-chetogenici e deve sempre attestarsi su valori alti. I carboidrati sono 100% anti-chetogenici, le proteine sono al 58% anti-chetogeniche (percentuale convertita in glucosio) e al 42% chetogeniche (aminoacidi chetogenici).

I lipidi sono per il 10% anti-chetogenici (glucosio ricavato dal glicerolo) e per il 90% chetogenici.

Per ottenere l'effetto anticonvulsivante nella cura all'epilessia, il rapporto chetogenico deve essere di almeno 1,5.

Ciò significa che per ogni grammo di proteine e carbo si dovrebbero assumere 4 grammi di grassi.

Ovviamente in una dieta chetogenica per dimagrire non serve tutta questa attenzione al rapporto chetogenico.

Nelle prime tre settimane di dieta chetogenica l'apporto ottimale di proteine dovrebbe essere di circa 1,75 grammi per kg di peso corporeo o comunque almeno 150 grammi al giorno.

In questo modo si garantisce l'apporto proteico ottimale anche perché una parte viene utilizzata per sopperire alla mancanza di glucosio. Infatti, nei primi 20 giorni 75-80 g di glucosio derivano dalla scomposizione delle proteine. In questo modo riesce a coprire il fabbisogno glucidico e si minimizza il catabolismo muscolare causato dall'eventuale restrizione calorica e dalla diminuita produzione di insulina.

Queste quantità sono state calcolate se i glucidi introdotti sono pari o prossimi allo 0. Se si introducono piccole quantità di carboidrati le quantità di proteine possono essere ridotte di conseguenza in quanto l'encefalo utilizzerà prima le fonti glucidiche dei carbo e il restante dalle proteine.

Quindi a seguito dell'introduzione di carboidrati è importante moderare le proteine in quanto l'eccessivo glucosio prodotto a seguito di un surplus proteico unito a quello dei carboidrati presenti potrebbe inibire la chetosi.

Dopo le tre settimane la richiesta del glucosio da parte del sistema nervoso centrale diminuisce e quindi si riduce anche la trasformazione delle proteine in glucosio. Di conseguenza è possibile ridurre anche la quota proteica totale.

LA DIETA CHETOGENICA IN PRATICA

Una dieta chetogenica è composta per il 70-75% da grassi, per il 20-25% da proteine e per il 5-10% da carboidrati. Per una persona media che ha bisogno di 2.000 calorie giornaliere, ciò significa un massimo di 50 grammi di carboidrati al giorno.

Il diagramma che viene fuori per chi fa tutto tramite app per calcolare nutrienti e calorie dovrebbe essere grosso modo così

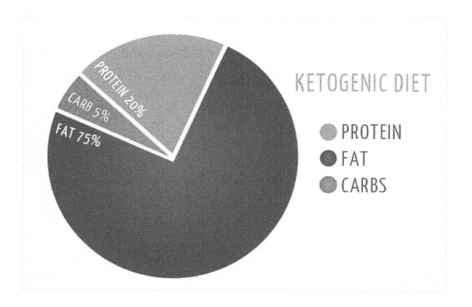

Quante calorie?

L'apporto calorico giornaliero dipende da una serie di fattori e cambia da persona a persona a seconda dell'attività fisica, sonno, attività lavorativa, stress, temperatura ambientale ecc.

Esistono diversi strumenti online che calcolano il TDEE e danno una stima di quanto debba consumare una persona in media per dimagrire.

Sono comunque stime approssimative dato che non tengono conto di tutti i fattori esistenti che possono modificare la spesa energetica di una persona.

In ogni caso la cosa migliore da fare è monitorare l'introito calorico per un periodo di tempo determinato e annotarsi il peso giorno per giorno. Se il peso subisce una diminuzione significa che la spesa energetica giornaliera totale (TDEE) è superiore all'introito calorico.

Se accade il contrario e cioè il peso è aumentato significa che il TDEE è inferiore all'introito calorico.

Le prime tre settimane di dieta sono di *adattamento* in cui l'organismo deve essere messo nelle condizioni attuare i cambiamenti metabolici necessari per entrare in chetosi.

Il modo migliore per indurre l'organismo ad utilizzare un substrato energetico piuttosto che un altro avviene in maniera dipendente rispetto alla disponibilità del substrato stesso.

Quindi se si vuole indurre il corpo ad utilizzare i grassi, soprattutto in questa prima fase, dovremmo fornire al corpo un elevato apporto di grassi e un ridotto (meglio nullo) apporto di carboidrati.

Inoltre, bisognerebbe mantenere alto l'apporto calorico per evitare gli svantaggi quali stanchezza, sonnolenza, bassa energia che potrebbero verificarsi a causa delle poche calorie introdotte e non dalla mancanza di glucidi.

Dopo le 3 settimane di adattamento si può iniziare a diminuire le calorie. Questa limitazione avverrà abbassando i grassi e abbassando leggermente le proteine.

È importante che il deficit calorico (calorie in entrata – calorie in uscita) non sia mai superiore alle 1000 calorie giornaliere.

Quante proteine?

Durante le prime 3 settimane l'introito proteico va tenuto tra gli 1,6 e 2 grammi per kg di peso corporeo. Superata la fase di adattamento l'introito va ridotto a 1,5-1,2 grammi per kg di peso corporeo.

Le proteine devono essere abbastanza alte da evitare il catabolismo muscolare e abbastanza basse da evitare la produzione troppo elevata di glucosio che potrebbe interrompere la chetosi.

Quanti grassi?

L'introito dei grassi in una dieta impostata al dimagrimento e al miglioramento della salute coincide semplicemente con l'introito calorico a cui va sottratto il potenziale calorico delle proteine e dei grassi.

Esempio:

In una dieta chetogenica da 1800 calorie al giorno

90 calorie derivanti dai carboidrati

1 grammo di carboidrati = 4kcal

90 : 4 = 22,5 grammi di carboidrati

400 kcal derivanti da proteine

1 grammo di proteine = 4 kcal

400 : 4 = 100 grammi derivanti da proteine

1 grammo di grasso = 9 kcal

1800 – 90 – 400 = 1310 kcal derivanti da grassi

1310 : 9 = 145 g grammi derivanti dai grassi

Quanti carboidrati?

I carboidrati devono essere ridotti a quantità inferiori ai 50 g al giorno. Questa quota è necessaria per garantire al corpo un buon apporto di fibra e micronutrienti attraverso verdure di tipo fibroso.

Come fare per impostare una dieta chetogenica in maniera semplice.

Vediamo in maniera più semplice possibile come fare ad impostare dei pasti chetogenici.

1.   Scegli l'alimento e leggi i macronutrienti.
Per prima cosa dovete scegliere gli alimenti tra quelli che potete mangiare. Quindi hai già conosciuto quali alimenti puoi mangiare e quali no. In ogni caso se non siete sicuri vi basterà leggere i macronutrienti contenuti tramite l'etichetta o attraverso app fantastiche e gratis come FatSecret o MyFitnessPal.

2.   Capire se un pasto è chetogenico.

Questo passaggio potete farlo o sul singolo alimento o sul pasto completo.

Per capire se la vostra scelta è chetogenica dovete fare come segue.

Per l'alimento o il pasto completo che consumerete annotate.

Grammi di proteine (P)

Grammi di grassi (G)

Grammi di carboidrati (C)

Fatto questo sommate i g di grassi alla metà dei g di proteine (il risultato darà X)

Sommate i grammi di carboidrati alla metà dei grammi di proteine (il risultato darà Y)

Ora dividete X/Y e otterrete il risultato chetogenico. (RC)

Se il risultato è maggiore di 1 (RC > 1) significherà che il pasto è chetogenico.

Se il risultato è minore di 1 (RC < 1) significa che il pasto non è chetogenico.

Ovviamente l'operazione deve essere fatta con alimenti consentiti dalla dieta chetogenica. Anche perché se una persona decidesse di fare un pasto chetogenico che gli dà come valore 2 e poi decidesse di bersi il caffè con un cucchiaino di zucchero e calcolasse di nuovo il valore chetogenico e il risultato fosse 1,92 l'individuo potrebbe pensare di essere nel giusto dato che il valore è maggiore di 1.

È evidente che l'errore sta alla base dato che lo zucchero è un alimento vietato in chetogenica.

ESEMPIO PRATICO IMMEDIATO

Dunque, vediamo due esempi di come impostare la dieta chetogenica.

Il primo esempio è per un maschio di 80 kg

PASSO 1 – Stabilire l'apporto calorico totale

Calcoliamo il TDEE e supponiamo che venga 2500 kcal

Da queste 2500 kcal togliamo un 20-25% delle calorie

2500 – 600 = 1900 kcal

PASSO 2 – Stabilire l'apporto proteico.

Moltiplichiamo il peso corporeo in kg per 1,6-2 g/kg

80 x 2= 160g di proteine

160g di proteine equivalgono 640 kcal

PASSO 3 – Stabilire l'apporto di carboidrati

20 g di carboidrati = 80 kcal

PASSO 4 – Stabilire l'apporto di grassi

Sottraiamo le kcal assunte dalle proteine e dai carbo al totale calorico.

1900 − 640 − 80 = 1180 kcal

1180 kcal / 9 = 130 g di grassi

Quindi la dieta chetogenica dell'individuo sarà

Proteine: 160 g al giorno

Carboidrati: 20 g al giorno

Grassi: 130 g al giorno.

INTEGRAZIONE

Vediamo gli integratori che andrebbero assunti quando si segue un protocollo chetogenico al fine di supplire a certe carenze che questo tipo di alimentazione può portare.

MAGNESIO

Il magnesio è un minerale che aumenta l'energia, supporta il sistema immunitario e regola i livelli di zucchero nel sangue.

A causa della mancanza di alcuni alimenti ricchi di magnesio come i fagioli o la frutta può portare ad una carenza di questo minerale.

È consigliata una assunzione di 300-400 mg giornalieri.

Il magnesio aiuta a ridurre i crampi muscolari, la difficoltà a dormire e l'irritabilità.

Puoi comunque trovare il magnesio anche in cibi quali spinaci, avocado, bietole, semi di zucca e sgombro.

OLIO DI COCCO E OLIO MCT

I trigliceridi a catena media, o MCT, sono un popolare integratore per le diete chetogeniche e non solo.

Questi trigliceridi vengono metabolizzati in modo diverso rispetto ai trigliceridi a catena lunga, il tipo più comune di grasso presente negli alimenti.

Gli MCT vengono scomposti dal fegato ed entrano rapidamente nel flusso sanguigno dove possono essere utilizzati come fonte di carburante per il cervello e i muscoli.

L'olio di cocco è una delle fonti naturali più ricche di MCT, con circa il 17% dei suoi acidi grassi sotto forma di MCT con potenziali benefici metabolici

Tuttavia, l'assunzione di olio MCT (prodotto isolando MCT dall'olio di cocco o di palma) fornisce una dose ancora più concentrata di MCT e può essere utile per coloro che seguono una dieta chetogenica.

L'integrazione con olio MCT può aiutare la dieta chetonica poiché può aumentare rapidamente l'assunzione di grassi, il che aumenta i livelli di chetoni e aiuta a rimanere nella chetosi

È stato anche dimostrato che promuove la perdita di peso e aumenta la sensazione di pienezza, che può essere utile per coloro che usano la dieta chetogenica come strumento di perdita di peso

L'olio MCT può essere facilmente aggiunto a frullati o shake proteici o semplicemente preso con un cucchiaio e ingerito.

È una buona idea iniziare con una piccola dose (1 cucchiaino o 5 ml) di olio MCT per vedere come reagisce il tuo corpo prima di aumentare al dosaggio consigliato dato che in alcune persone può causare diarrea o nausea.

OMEGA 3

Integratori di acidi grassi omega 3 come l'olio di pesce o di krill sono ricchi di omega 3 acido eicosapentaenoico (EPA) e acido docosaesaenoico (DHA), i quali apportano numerosi benefici per ka salute.

Gli acidi EPA e DHA riducono le infiammazioni, il rischio di malattie cardiache e prevengono il declino mentale.

Le diete occidentali tendono ad essere più ricche di grassi omega 6, presenti negli oli vegetali e negli alimenti lavorati, che di omega 3 presenti soprattutto nei pesci grassi.

Questo squilibrio è collegato all'aumento di molte malattie infiammatorie.

Si rivela dunque utile assumere omega 3 per mantenere il rapporto omega 3 – omega 6 ottimale quando si segue una dieta ricca di grassi.

Un consiglio quando si acquistano integratori di omega 3 è quello scegliere una buona marca che fornisca almeno 500mg combinati di EPA e DHA per porzione da 1000mg.

Nel cibo puoi trovare grassi omega 3 nel pesce come salmone, acciughe, sardine, sgombri e frutti di mare.

VITAMINA D

La vitamina D è importante per molte funzioni corporee, inclusa la facilitazione dell'assorbimento del calcio, un nutriente che potrebbe mancare con una dieta chetogenica, specialmente in coloro che sono intolleranti al lattosio.

La vitamina D è anche responsabile del supporto del sistema immunitario, della regolazione della crescita cellulare, della salute delle ossa e della riduzione dell'infiammazione nel corpo.

Poiché sono pochi gli alimenti che forniscono buone quantità di questa vitamina è consigliabile utilizzare un integratore per garantire al nostro organismo il corretto apporto.

POLVERI VERDI

Ovviamente, tutti abbiamo bisogno di mangiare verdure. Tua madre aveva ragione quando ti diceva di finire l'insalata. Al loro interno vi sono diverse vitamine, minerali e diversi componenti vegetali che riducono i rischi di infiammazione e rafforzano il sistema immunitario.

Alcuni che seguono la dieta chetogenica, potrebbero non avere carenze di nutrienti vegetali, ma è anche vero, tuttavia, che la dieto chetogenica limita l'uso di certe verdure. Ciò che puoi fare per assumere ulteriori verdure sane, è di mettere più polveri verdi nei tuoi pasti.

Quando cerchiamo la maggior parte delle polveri verdi, abbiamo a disposizione una combinazione di vegetali in polvere come spinaci, spirulina, clorella, cavoli, broccoli, erba di grano, ecc.

Puoi mettere le polveri verdi nelle bevande e nei frullati, permettendoti così di mangiare e bere le stesse cose ottenendo maggiori benefici alla salute.

Chi fa la dieta a basso contenuto di carboidrati deve anche considerare di mangiare un ampio numero di verdure sapide e a basso contenuto di carboidrati, o nei pasti o negli spuntini. Non usarle per rimpiazzarle con altre verdure fresche, ma usa la polvere verde per aggiungere nutrienti e componenti salutari ai tuoi pasti.

INTEGRATORI DI ELETTROLITI E DI SODIO, MAGNESIO E POTASSIO

Passando ad una dieta chetogenica, le prime settimane possono essere impegnative perché il corpo deve adattarsi al basso numero di carboidrati.

È risaputo anche che c'è una maggiore perdita di liquidi da parte del corpo e così anche i livelli di sodio, potassio e magnesio possono diminuire portando a sintomi quali mal di testa, crampi muscolari e affaticamento.

Inoltre, gli atleti che seguono una dieta cheto possono sperimentare perdite di liquidi ed elettroliti ancora maggiori attraverso la sudorazione.

Una buona strategia è quella di introdurre più sodio attraverso la dieta. Salare gli alimenti è già un buon modo per coprire il fabbisogno di sodio richiesto.

Aumentare l'assunzione di cibi ricchi di potassio e magnesio può anche contrastare le perdite di questi importanti minerali.

Le verdure a foglia scura, le noci, gli avocado e i semi sono tutti alimenti chetogeni ricchi di magnesio e potassio.

Sono disponibili anche integratori di elettroliti contenenti sodio, potassio e magnesio.

In ogni caso è consigliato un buon multivitaminico che contenga buone quantità di questi minerali e assumerne la dose raccomandata giornaliera per supplire alle carenze che la dieta chetogenica può avere.

INTEGRATORI PER ATLETI

Se sei uno sportivo accanito e vuoi seguire la dieta chetogenica, potresti

avere dei vantaggi se assumi questi integratori:

Creatina: sono stati svolti alcuni studi sulla creatina, un integratore che ti aiuta a diventare muscoloso e a migliorare la forza e l'agilità.

Aminoacidi ramificati (BCAA): gli integratori di aminoacidi ramificati, secondo la scienza, diminuiscono i dolori collegati all'attività sportiva, il dolore muscolare e l'esaurimento da esercizio fisico.

HMB (butirrato beta idrossiacido metilbeta): l'HMB combatte la perdita

muscolare e, in alcuni, aumenta la massa muscolare, in particolar modo per coloro che hanno appena iniziato un programma o si stanno allenando più intensamente rispetto a prima.

Beta-alanina: l'aminoacido beta-alanina aiuta a prevenire la sensazione di stanchezza o il burnout dei muscoli derivanti dalla dieta chetogenica.

KETO VS. PALEO: QUALE DIETA È MEGLIO?

Mentre entrambe le diete includono molti degli stessi alimenti e hanno somiglianze e benefici, ognuna ha uno scopo differente dall'altra.

Cerchiamo ora di capire come funzionano e dove differiscono.

I punti in comune sono:

- Niente cereali
- Senza legumi
- Enfasi su grassi sani (noci, semi, grassi animali, olio di cocco)
- Incoraggiare il consumo di proteine animali di qualità (nutrite con erba, organiche)
- Nessuno zucchero raffinato
- Incoraggia a mangiare molte verdure non amidacee e verdure a foglia verde

Differenze chiave:

Entrambe le diete Paleo e Chetogenica possono essere utilizzate per ottenere un certo risultato, la dieta chetogenica è più rigorosa e mirata, mentre la dieta Paleo è più una scelta di vita a lungo termine

che può produrre alcuni benefici per la salute, inclusa la perdita di peso, ma non è così restrittiva e rigorosa come la dieta chetogenica.

Ecco le principali differenze tra la Paleo e la Cheto.

La dieta Paleo non è necessariamente una dieta alta in grassi e bassa in carboidrati.

La dieta Paleo limita cereali, legumi e zucchero raffinato, ma non esiste un limite reale alla quantità di carboidrati che puoi mangiare quando si tratta di frutta e verdure amidacee, come ad esempio zucca, patate dolci. Puoi anche usare dolcificanti naturali liberamente come miele crudo, nettare di cocco e sciroppo d'acero puro, che sono più alti in carboidrati.

Il fatto che la dieta Paleo non abbia un limite sul consumo di carboidrati significa che il tuo corpo continuerà a bruciare glucosio come fonte di energia, a meno limiti intenzionalmente i

carboidrati a una percentuale abbastanza bassa (circa il 5%) per entrare in chetosi.

La dieta Paleo incoraggia anche i grassi sani come fa la dieta cheto, ma ancora una volta, una persona può facilmente consumare i carboidrati da frutta e verdura per il 60% dell'introito calorico totale e il 10% dai grassi e rimanere comunque nel regime Paleo.

La dieta chetogenica non vieta i latticini.

La dieta Paleo rimuove gli alimenti che sono difficili da scomporre e digerire per il corpo e che possono dare fastidi all'intestino e i prodotti lattiero-caseari sono uno di questi. I latticini causano una intolleranza alimentare comune per la maggior parte delle persone perché il corpo smette di produrre una quantità adeguata di lattasi, che è l'enzima necessario per digerire il lattosio (zucchero del latte) che si trova nei latticini, intorno ai 4 anni (dopo l'interruzione dell'allattamento al seno).

La dieta chetogenica misura la percentuale dei macronutrienti

Mentre la dieta chetogenica richiede di seguire una specifica percentuale di macronutrienti (75% grassi, 20% proteine, 5% carboidrati) per permettere al corpo di entrare in chetosi, la dieta paleo non ha una percentuale fissa di macronutrienti da seguire.

La dieta chetogenica ha uno scopo preciso: bruciare i grassi invece dei carboidrati.

Questa è la differenza sostanziale.

Come avrai capito, seguire una dieta chetogenica è un modo per manipolare il metabolismo e promuovere l'utilizzo dei grassi come energia e il conseguente dimagrimento.

La dieta paleo può promuovere la perdita di peso, specialmente tagliando i prodotti come gli zuccheri raffinati e i carboidrati provenienti da cereali, ma il metabolismo continua ad utilizzare i carboidrati come fonte di energia principale. (A meno che non si decida di entrare in chetosi abbassando i carbo a meno del 5%)

In questo caso si seguirebbe una sorta di dieta paleo-chetogenica.

Quindi come fare per essere in chetogenica e paleo allo stesso tempo?

1. Eliminare tutti i latticini (ad eccezione del burro o del burro chiarificato).

2. Tenere traccia dei macronutrienti per rimanere all'interno dell'intervallo che permette al corpo di stare in chetosi.

3. Se possibile, scegliere prodotti animali allevati ad erba o allevati al pascolo.

4. Scegli dolcificanti naturali senza calorie, come la stevia a foglia verde.

ESEMPIO DI PIANO ALIMENTARE CHETO

Dieta Giorno 1

COLAZIONE

Prosciutto crudo 50 g

Pane di segale 50 g

SPUNTINO

Pistacchi tostati e salati 50 g

PRANZO

Rucola 100 g

Trancio di salmone (grigliato) 150 g

Olio di oliva 20 g

SPUNTINO

Fiocchi di latte 100 g

CENA

Zucchine 200 g

Capretto grigliato 200 g

Olio di lino 10 g

Energia 1508 Kcal

Proteine 120 g

Grassi 102 g

Carboidrati 30 g

Dieta Giorno 2

COLAZIONE

Bresaola 50 g

Pane di segale 30 g

SPUNTINO

Mandorle dolci 50 g

PRANZO

Fagiolini 200 g

Trancio di salmone (grigliato) 250 g

Olio di oliva 20 g

SPUNTINO

Grana 50 g

CENA

Pomodori da insalata 200 g

Lattuga 100 g

Vitellone, tagli semigrassi 150 g

Olio di oliva 10 g

Energia 1686 Kcal

Proteine 160 g

Grassi104 g

Carboidrati 30 g

Dieta Giorno 3

COLAZIONE

Speck 50 g

Sottilette formaggio 30 g

Pane di segale 25 g

SPUNTINO

Arachidi tostate 50 g

PRANZO

Lattuga 200 g

Trota saltata in padella 200 g

Olio di oliva 10 g

SPUNTINO

Shake proteico 30 g

CENA

Broccoli 250 g

Uovo di gallina (2 interi + 2 albumi) 150 g

Olio di lino 10 g

Energia 1376 Kcal

Proteine 122 g

Grassi 86 g

Carboidrati 31 g

RICETTE CHETOGENICHE

COLAZIONE

Caffè Bulletproof

Ingredienti

- 300 ml di caffè
- 1 cucchiaio di burro grass-fed
- 1 cucchiaio di olio di cocco
- Opzionale: proteine, cannella, 1 cucchiaino di cacao amaro al 100%

Preparazione

1. Il caffè può essere preparato con la moka e allungato con acqua calda, oppure usare il caffè filtrato.
2. Mettere il caffè e gli ingredienti in un frullatore frullare per qualche secondo.

Smoothie Al Cioccolato

Ingredienti

- 20g farina di cocco
- 10g farina di mandorle
- 10g eritritolo
- 20g proteine alla vaniglia
- 2 cucchiaini di caffè solubile
- 1 pizzico di lievito per dolci
- 1 pizzico di sale
- 3 albumi montati
- 60 ml latte di mandorle senza zucchero

Preparazione

1. Montare gli albumi a neve ferma
2. Aggiungere il resto degli ingredienti tranne il latte e amalgama bene.
3. Aggiungere il latte di mandorle fino ad ottenere la consistenza giusta (non troppo liquida né troppo rappresa).
4. Mettere un po' di burro giallo o olio di cocco in un padellino piccolo e versare un po' di impasto spesso circa mezzo centimetro.
5. Tenere la fiamma media e attendere qualche minuto finché non inizia a rapprendersi e a fare delle bolle.
6. Girare sull'altro lato e cuocere per un paio di minuti.
7. Procedere con il resto dell'impasto.

Smoothie Alla Vaniglia

Ingredienti (per 1 persona)

- 2 uova o 2 cucchiai di semi di chia
- 60 ml di latte di cocco
- 25 g di proteine in polvere alla vaniglia
- 1 cucchiaio di olio MCT o olio di cocco
- 1 cucchiaino di estratto di vaniglia
- 3-5 gocce di stevia
- 50 ml acqua
- Ghiaccio

Preparazione

1. Mettere gli ingredienti in un frullatore.
2. Frullare fino a che non diventa omogeneo.
3. Gustare.

Budino semi di chia e more

Ingredienti (per 1 persona)

- 30 g semi di chia
- 60 ml di latte di cocco o panna
- 120 ml latte di mandorle o acqua
- ¼ di cucchiaino di cannella
- 1 cucchiaio di eritritolo
- 5-10 gocce di stevia
- 40 g di more

Preparazione

1. Mettere gli ingredienti nel frullatore fino a che il composto non diventa della consistenza desiderata.
2. Aggiungere le more e mischiare.
3. Lasciare in frigo una notte.

Brownies

Ingredienti

- 250g cioccolato extra fondente (min. 85%)
- 150g mandorle o nocciole tritate finemente
- 150 g burro chiarificato
- 100g eritritolo
- 5-6 uova intere
- vaniglia (facoltativa)

Procedimento

1. Fare sciogliere il cioccolato e il burro e, una volta fusi, falli raffreddare.
2. Nel mentre lavorare le uova con l'eritritolo con planetaria o fruste elettriche fino ad ottenere una crema gonfia e spumosa.
3. Unire poi al composto il resto degli ingredienti: mandorle o nocciole tritate, cioccolato e burro fusi e raffreddati.
4. Versare l'impasto in una teglia (24 o 26cm di diametro) in cui hai messo precedentemente la carta da forno.
5. Infornare a 160° per circa un'ora, portare a temperatura ambiente e poi mettere in frigo per almeno un'ora.
6. Si può mangiare così come torta oppure tagliarla a quadratini per avere dei brownie.

PRIMI PIATTI

Cannelloni Keto

Ingredienti (per 1 persona)

- 100 g di petto di pollo
- 60 ml di albumi
- 2 manciate di spinaci freschi
- 1 manciata di funghi champignon crudi
- 1/4 di cipolla
- 1/4 di peperone rosso
- sale non iodato
- origano e spezie a piacimento

Preparazione

1 Tagliare a cubetti il pollo, la cipolla, i funghi e il peperone.
2 Fare cuocere tutto in una padella con un pizzico di sale, tappato con un
3 coperchio, a fuoco lento per 20 minuti.
4 Aggiungere le spezie e il sale.
5 A parte, bollire gli spinaci e tagliarli a pezzetti.
6 Unire tutto nella padella e lasciare riposare con il fuoco al minimo.
7 Con gli albumi prepariamo delle piccole "crepe" molto fini in una padellina antiaderente calda (serviranno per avvolgere i cannelloni).
8 Si preparano gli involtini avvolgendo l'impasto nelle crepe e si aggiungono sopra le spezie e un tocco di parmigiano (facoltativo).
9 Servire caldi.

Tagliatelle Di Zucchine

Ingredienti

- olive nere denocciolate
- 5 fettine di bacon di tacchino
- 200 grammi di pollo macinato o tagliato a fettine sottili
- zucchine quanto basta
- 1 porro
- 1 peperone verde
- 4 cucchiai di salsa di pomodoro light senza zuccheri aggiunti
- Sale
- Origano
- 4 foglie di basilico fresco
- 1 cucchiaio di olio extra vergine d'oliva

Preparazione

1 Lavare le zucchine e grattugiarle a strisce sottili e lunghe per farle diventare come delle tagliatelle (in vendita si trovano anche grattugie a manovella adatte allo scopo).
2 Preparare il sugo sminuzzando tutti gli ingredienti.
3 In una padella con un filo d'olio far saltare il porro e il peperone fino a farli indorare. Aggiungere il resto degli ingredienti fatti a pezzettini.
4 Dopo una decina di minuti aggiungere la salsa di pomodoro e far saltare a fuoco medio.
5 Una volta pronto il sugo, aggiungere le tagliatelle di zucchine e mischiare facendo cuocere per altri 5 minuti (non di più per non farle diventare troppo molli).
6 Servire ben caldo in un piatto fondo.

Lasagna Keto

Ingredienti

- 1 melanzana
- 3 tazze di funghi champignon
- 1 tazza di gamberetti pelati
- 3 lattine di tonno
- 12 albumi
- pomodoro in salsa
- sale
- 1/2 bicchiere di vino bianco
- 1/2 cipolla
- Origano
- Pepe
- spezie (facoltative)

Preparazione

1   Pulire e tagliare a striscioline fini tutti gli ingredienti (tranne gli albumi).
2   Soffriggere tutti gli ingredienti tagliati in una padella a fuoco medio. Aggiungere sale e spezie. Quando è tutto dorato aggiungere la quantità desiderata di pomodoro in salsa e lasciare riposare il tutto a fuoco lento.
3   A parte, preparare le lamine di lasagna. Per farlo, oliare il fondo di una padella e versare la quantità di albume necessaria per fare una lamina sottile, e cuocerla su entrambi i lati.
4   Adagiare sul fondo di un piatto una lamina di albume come base e aggiungere il ripieno. Poi un'altra lamina e un altro strato di ripieno. E così via fino ad ottenere 4 o 5 strati.
5   Sull'ultimo strato aggiungere a piacimento del parmigiano (facoltativo) per decorare e insaporire.

SECONDI PIATTI DI CARNE

Pollo Con Verdure Al Forno

Ingredienti

- 1 quarto posteriore di pollo (coscia)
- 6-8 asparagi
- 1 manciata di funghi
- Sale
- Pepe
- Rosmarino

Preparazione

1   Tagliare a pezzetti gli asparagi.
2   Preriscaldare il forno a 250°C.
3   Adagiare il pollo sulla teglia del forno insieme al resto degli ingredienti.
4   Coprire il tutto con carta da forno per evitare che si secchi troppo (soprattutto gli asparagi e i funghi).
5   Cuocere in forno tra i 45 e i 60 minuti.
6   Servire caldo.

Hamburger Portobello

Ingredienti

- 400 grammi di hamburger di pollo (si può anche realizzare con petti di pollo
- fatti a pezzettini)
- 1 pomodoro tagliato a fette
- 2 sottilette
- 8 funghi di tipo champignon grandi (è molto importante che siano grandi in
- modo che possano sostituire il classico pane per hamburger)
- 1 avocado tagliato a listarelle
- 1 cetriolino sott'aceto a fette
- Ketchup
- senape a piacimento

Preparazione

1 Far saltare in padella i funghi o prepararli alla griglia.
2 Preparare gli hamburger alla piastra o alla griglia. Quando saranno quasi pronti aggiungere le sottilette sopra in maniera che si sciolgano e finire di cucinare gli hamburger.
3 Preparare il "panino" mettendo la carne tra i funghi e aggiungendo la salsa preferita.
4 Per far sì che non si smonti si può fermare il tutto con uno stuzzicadenti o spiedino.

Filetto Di Maiale Alle Erbe

Ingredienti (3-4 persone)

- 650 grammi o 1 kg di filetto di maiale
- 2 denti d'aglio
- 1 bicchiere di vino bianco
- 1 bicchiere e mezzo di brodo di ossa/pollo
- erbe a piacimento (alloro, timo, rosmarino etc.)
- olio extra vergine d'oliva

Preparazione

1. In una pentola grande a fuoco vivo versare l'olio fino a lasciare uno strato sottile.
2. Aggiungere due denti d'aglio tagliati a metà ed erbe a sufficienza per coprire il fondo della pentola.
3. Con l'olio già caldo, cucinare il filetto fino a farlo indorare.
4. Ritirare la carne dal fuoco e versare il vino, mescolandolo con le erbe.
5. Lasciare bollire per tre minuti per far evaporare l'alcol.
6. Aggiungere il brodo di ossa/pollo.
7. Abbassare il fuoco fino a medio/basso e rimettere la carne nella pentola.
8. Lasciare cuocere per 90 minuti.
9. Passati i 90 minuti, tagliare la carne attentamente a fette e rimetterla nella pentola per riscaldare a fuoco lento per altri 20 minuti finali.
10. Servire ben caldo.

Pollo Alla Messicana

Ingredienti

- Per il pollo Tex-Mex:
- 350 grammi di filetto di petto di pollo
- 1/2 peperone rosso
- 1/2 peperone verde
- 1 zucchina
- 1 cipollotto
- 200 grammi di funghi champignon tagliati a lamine sottili
- 1 pizzico di sale
- Per il guacamole:
- 1 pomodoro maturo medio
- 1 avocado
- il succo di 1/2 limone

Preparazione

1 Puliamo e tagliamo tutte le verdure, i peperoni e il cipollotto in strisce, la zucchina a cubetti.
2 In una padella con il fondo unto con olio, a fuoco medio-alto, far saltare prima il cipollotto e il peperone, fino a quando iniziano a dorarsi. Quindi aggiungere i funghi e la zucchina, saltare e, prima che le verdure si brucino per mancanza d'olio, aggiungere mezzo bicchiere d'acqua per terminare di cuocere bene il tutto.
3 Quando l'acqua è evaporata, aggiungere delle gocce di tabasco, salsa chili piccante, e un pizzico di sale.
4 A parte, preriscaldare una piastra e quando è ben calda adagiarvi sopra i petti di pollo per farle tostare.
5 Per il guacamole delicato usiamo la polpa dell'avocado tagliata a cubetti

6 e un po' di succo di limone. Schiacciare con una forchetta o un cucchiaio.

7 Servire in piatti con il guacamole a parte in una ciotolina.

8 Puliamo e tagliamo tutte le verdure, i peperoni e il cipollotto in strisce, la zucchina a cubetti.

9 In una padella con il fondo unto con olio, a fuoco medio-alto, far saltare prima il cipollotto e il peperone, fino a quando iniziano a dorarsi. Quindi aggiungere i funghi e la zucchina, saltare e, prima che le verdure si brucino per mancanza d'olio, aggiungere mezzo bicchiere d'acqua per terminare di cuocere bene il tutto.

10 Quando l'acqua è evaporata, aggiungere delle gocce di tabasco, salsa chili piccante, e un pizzico di sale.

11 A parte, preriscaldare una piastra e quando è ben calda adagiarvi sopra i petti di pollo per farle tostare.

12 Per il guacamole delicato usiamo la polpa dell'avocado tagliata a cubetti

13 e un po' di succo di limone. Schiacciare con una forchetta o un cucchiaio.

14 Servire in piatti con il guacamole a parte in una ciotolina.

Cosciotto Di Agnello Al Forno

Ingredienti

- 3 cucchiai di foglie di rosmarino e alcuni rametti
- 1 cucchiaio di pepe nero in grani
- 1 cosciotto d'agnello
- 1/2 limone e il relativo succo
- 1/2 bicchiere di vino bianco
- olio extra vergine d'oliva quanto basta
- sale

Preparazione

1 Tagliare con un coltello le foglie di rosmarino e macinarle in un mortaio insieme al pepe nero.
2 Realizzare dei tagli ben distribuiti nella carne d'agnello e inserire il pepe e le erbe macinati. Disporre anche i rametti di rosmarino usandoli per bucare la carne.
3 Aggiungere sale e pepe, ungere con olio d'oliva e lasciare riposare un giorno in frigorifero (questo passaggio è facoltativo, si può anche cucinare sul momento ma se lasciato a riposo il sapore è migliore).
4 Mettere il cosciotto d'agnello a cuocere in forno e lasciarlo 30 minuti, 50 nel caso della coscia intera.
5 A metà cottura aprire con attenzione il forno e irrorare con il succo di limone, il vino e un filo d'olio.

Tortino Di Macinato

Ingredienti

- 1 kg di carne magra di vitello macinata
- circa 200 grammi di funghi champignon
- circa 200 grammi di altri funghi tagliati a pezzetti
- 2 uova intere
- 3 albumi
- 1 cipolla
- spezie (rosmarino, timo, peperoncino)
- 2 denti d'aglio

Preparazione

1 Tagliare a pezzetti i funghi, la cipolla e l'aglio. Farli cuocere saltandoli in padella fino a fare dorare la cipolla e i funghi.

2 Mettere il tutto in una ciotola e mischiarlo alla carne. Aggiungere gli albumi, le uova e le spezie. Impastare con le mani ben pulite per 5 minuti in maniera da ottenere un impasto omogeneo. Aggiungere altre spezie nel caso sia necessario.

3 Ungere la base di uno stampo da forno (in silicone o metallo) e compattare l'impasto all'interno dello stampo.

4 Preriscaldare il forno a 230°C.

5 Cuocere in forno per circa 40 minuti.

6 Estrarre dal forno e servire al momento accompagnato da rucola e aceto balsamico.

SECONDI PIATTI DI PESCE

Hamburger di salmone e broccoli

Ingredienti

- 1 trancio di salmone
- Broccoli
- 1 albume
- Aneto
- Sale

Preparazione

1 Fare bollire i broccoli fino a farli ammorbidire, scolarli e schiacciarli poi con una forchetta.
2 Tagliare il salmone in pezzetti molto piccoli.
3 Frullare insieme il salmone e i broccoli, aggiungendo anche l'albume, l'aceto e il sale.
4 Con l'impasto ottenuto fare delle palline e schiacciarle per farle diventare degli hamburger.
5 Scaldarli in una padella e cucinarli su entrambi i lati.
6 Servire caldi.

Salmone Alla Piastra Con Salsa Tartara

Ingredienti

- 4 filetti di salmone
- 1 tazza di maionese
- Capperi
- 1/2 peperone verde
- 1/2 cipolla
- 4 cetriolini
- 1 dente d'aglio
- 1 uovo sodo
- olio extra vergine d'oliva

Preparazione

1 Preparare la padella alla piastra con un po' d'olio e cuocere il salmone a fuoco medio su entrambi i lati fino a farlo dorare.
2 Preparare la salsa tartara triturando finemente la cipolla, i cetriolini, il peperone, l'aglio, i capperi e l'uovo sodo. Mischiare il tutto con la maionese.
3 Servire il salmone caldo con la salsa come accompagnamento.

Rombo Al Forno

Ingredienti (per 1 persona)

- 130 grammi di rombo
- 1 cucchiaino di prezzemolo secco
- 1 cucchiaino di aglio in polvere
- Sale

Preparazione

1 Preriscaldare il forno a 250°C.
2 Pulire il rombo (lo può fare l'addetto al banco pesce al momento dell'acquisto).
3 Adagiare il rombo con la pelle verso il basso in una piccola teglia da forno.
4 Aggiungere il sale, l'aglio e il prezzemolo.
5 Cuocere in forno per 5-10 minuti. Se si copre con carta da forno per non farlo seccare risulterà più sugoso.
6 Si può accompagnare con maionese, limone o salse più delicate a piacimento come la crema di carote o di zucchine.

SECONDI PIATTI UOVA

Frittata Di Rucola E Formaggio

Ingredienti

- 1 fungo tipo champignon
- 1/2 avocado
- 1 peperone rosso
- 1 peperone verde
- 1 pomodoro
- 2 uova
- 2 albumi
- Olio
- 1 tazza di rucola
- formaggio feta

Preparazione

1   Sminuzzare il peperone rosso, il peperone verde e il pomodoro, e tagliare il fungo a lamine sottili.
2   Tagliare a metà l'avocado (l'altra metà conservarlo in frigo), togliere la buccia e tagliarlo a lamine.
3   In una ciotola versare 2 uova intere e 2 albumi, sbattere forte.
4   Scaldare in una padella a fuoco medio/basso un po' di olio.
5   Versare nella padella le uova sbattute e aggiungere attentamente il resto degli ingredienti (fungo, pomodoro, peperoni) disponendoli su tutta la superficie della frittata.
6   Prima di toglierla dal fuoco, quando è già pronta, disporre sopra la frittata la rucola e l'avocado.

7 Togliere la frittata dalla padella e piegarla a metà come se fosse una crêpe.
8 Una volta adagiata nel piatto, aggiungere sopra la frittata il formaggio tagliato a quadratini.
9 Decorare il piatto aggiungendo accanto alla frittata un pugnetto di rucola.

Uova Strapazzate Con Funghi E Foie

Ingredienti

- 150 grammi di foie tagliato a cubetti
- 1 cipolla
- uova
- 250 grammi di funghi
- 2 denti d'aglio
- olio extra vergine d'oliva
- sale

Preparazione

1 In una padella con olio d'oliva fare saltare l'aglio insieme alla cipolla tagliata a pezzetti.
2 Aggiungere i funghi e la quantità di sale a piacimento. Saltare.
3 Quando le verdure e i funghi iniziano a dorarsi aggiungere il foie, mischiare il tutto e aggiungere le uova. Mischiare bene il tutto con una spatola di legno.
4 Controllare che sia ben salato, spegnere il fuoco quando le uova sono cotte.
5 Servire caldo.

SECONDI PIATTI MISTI

Crocchette Vegetariane

Ingredienti

- 1 cavolfiore
- 1/2 mozzarella
- 50 ml di latte
- 2 uova
- 1 cucchiaio di olio extra vergine d'oliva
- cumino in polvere
- peperoncino o pepe di cayenna (facoltativo)
- sale

Preparazione

1. Tagliare il cavolfiore in pezzi grandi e cuocerlo in forno per almeno 20 minuti, fino a farlo ammorbidire.
2. Estrarre il cavolfiore dal forno e frullare con un frullatore.
3. Pressandolo all'interno di un panno pulito o di carta assorbente asciugare il più possibile il cavolfiore.
4. Aggiungere il resto degli ingredienti e frullare il tutto.
5. Preparare le crocchette dando la forma con le mani e adagiarle in una teglia rivestita di carta da forno.
6. Cospargerle di olio (meglio se con uno spray) per farle tostare meglio. Cuocere per 20 minuti nel forno a 180°C.
7. Servire ben calde. Perfette per accompagnare della carne rossa o del pollo ai ferri.

La Caprese

Ingredienti

- fette di mozzarella
- 2 fette di pomodoro
- foglie di basilico fresco
- Sale
- pepe nero
- 1 cucchiaio di pinoli e uvetta (facoltativo)
- 1 cucchiaio di olio extra vergine d'oliva

Preparazione

1 In un piatto, adagiare una sull'altra le fette di mozzarella e
   di pomodoro alternate, insieme alle foglie di basilico,
   come se fosse un panino.
2 Cospargere la cima con pinoli e uvetta.
3 Aggiungere sale e pepe, condire con l'olio d'oliva.

Involtini Di Melanzane

Ingredienti

- 2 melanzane grandi
- 1 dente d'aglio
- 250 grammi di carne macinata di maiale (o di vitello)
- 1 cipolla di grandezza media tagliata alla julienne
- tazze di salsa di pomodoro fatta in casa
- formaggio a piacimento (per esempio caprino a pasta molle o mozzarella,
- facoltativo)
- sale
- pepe nero a piacimento
- olio extra vergine d'oliva

Preparazione

1 Lavare le melanzane e tagliarle a fette di circa mezzo centimetro.
2 Preriscaldare a fuoco moderato una padella o una piastra.
3 Far saltare le melanzane in padella fino a farle indorare. Preriscaldare il forno a 190°.
4 Fare lo stesso con le strisce di cipolla fino a farle diventare trasparenti.
5 Aggiungere l'aglio e la carne macinata.
6 Mescolare fino a che la carne non sarà cotta (7-8 minuti).
7 Aggiungere sale, pepe nero, due tazze di salsa di pomodoro e lasciare cuocere per altri 10-15 minuti.
8 Oliare una teglia da forno.
9 Adagiare una fetta di melanzana, metterci sopra un cucchiaio del ripieno di carne e chiudere la melanzana come un involtino. Fare così con tutte le fette.
10 Quando tutti gli involtini saranno pronti, cospargerli con l'ultima tazza di salsa di pomodoro.

11 Aggiungerci sopra il formaggio.
12 Coprire il tutto con un foglio di alluminio e lasciare cuocere nel forno per circa 20 minuti.

LA PIZZA KETO

Pizza Keto

Ingredienti

Per la base:

- 1/2 cavolfiore
- 4-5 albumi
- lattine di tonno
- sale

Per il condimento:

- 1/2 peperone rosso
- 1/2 peperone verde
- 1 carota
- 1/2 cipolla dolce
- 1 cucchiaio di mais
- 1 pomodoro
- 2 manciate di funghi
- 1/2 mozzarella
- 2 cucchiai di salsa di pomodoro
- 1 cucchiaio di salsa barbecue
- origano

Preparazione

La base:

1   Mettere il cavolfiore nel forno a microonde per farlo cucinare 15 minuti e per farlo disidratare.

2   In una frullatore mettere il cavolfiore tagliato a pezzetti, le
    3 lattine di tonno scolate dall'olio, e il sale. Frullare fino
    ad ottenere una pasta densa.
3   Preriscaldare il forno a 200°C.
4   In una teglia, adagiare la carta da forno e ungerla con
    dell'olio stendendolo bene su tutta la superficie.
5   Adagiare la pasta della base sulla teglia e stenderla.
6   Cuocere in forno per 10-15 minuti fino a quando prende
    un colore dorato ed è cotta.
7   Estrarre la base e aggiungere sopra il condimento
    preparato a parte. Aggiungere uno strato di fette di
    pomodoro e la mozzarella.
8   Cuocere nel forno per 15 minuti, fino a che la mozzarella
    si fonde.
9   Aggiungere l'origano.

Il condimento:

1   Tagliare il peperone, la cipolla, i funghi e la carota a
    cubetti o fette sottili.
2   Farli saltare in una padella con olio d'oliva insieme al
    mais.
3   In un bicchiere mischiare la salsa di pomodoro con un po'
    di salsa barbecue e aggiungere un pizzico di stevia.
4   Quando le verdure sono dorate e cotte, dopo circa 15
    minuti a fuoco medio-alto, spegnere il fuoco e aggiungere
    la salsa di pomodoro, mischiando bene il tutto e
    lasciandolo riposare.

IL PANE KETO

Pane Keto Con Semi Di Chia

Ingredienti

- uova intere
- 1 cubetto di burro giallo grass-fed
- 1/2 cucchiaino di lievito per salato
- 40g di farina di mandorle
- 30g di semi di lino tritati
- 10g di psillio
- sale marino o rosa q.b.
- spezie a piacere (rosmarino / timo)
- sesamo o semi a piacere

Preparazione

1 Preriscaldare il forno a 180°.
2 Separare i tuorli dagli albumi.
3 Montare a neve ben ferma gli albumi con un pizzico di sale e metti da parte.
4 Montare parzialmente i tuorli con il sale, aggiungere il cubetto di burro precedentemente sciolto e raffreddato, la farina di mandorle, i semi di lino ridotti a farina, lo psillio, il lievito e le spezie. Infine, incorporare gli albumi montati a poco a poco e con movimenti dal basso verso l'alto. Otterrete un impasto bello spumoso e soffice.
5 Imburrare lo stampo idoneo (se usi quello del bauletto, raddoppia le dosi) o usare carta da forno, versare l'impasto e inforna a 180°C per circa 35-40 minuti. Verso fine cottura puoi spargere sopra il sesamo o semi a piacere.
6 Lasciare raffreddare e poi taglia a fette.
7 Il pane può essere surgelato.

DOLCI KETO

Cheesecake Al Cioccolato

Ingredienti per una torta diametro 20 cm

Per la base:

- 200 g farina di mandorle
- 60 g burro

Per la crema:

- 250 g Philadelphia
- 150 ml panna da montare
- 50 g eritritolo
- 2 uova
- 100 g cioccolato fondente al 99%
- 30 g burro

Preparazione della base

1 Sciogliere il burro nel microonde ed aggiungere la farina di mandorle.
2 Mescolare il tutto ed utilizzare il composto per creare una base ben compatta in una tortiera di 20 cm di diametro.
3 Mettere in frigorifero per 15 minuti.

Preparazione della crema

1 Montare l'eritritolo e la Philadelpia aggiungendo successivamente le uova e la panna.

2 Sciogliere il cioccolato ed il burro nel microonde, farlo leggermente raffreddare ed aggiungerlo all'impasto mescolando bene.
3 Prendere dal frigorifero la tortiera e ricoprire la base con il composto appena preparato.
4 Cuocere in forno statico per 1 ora a 160 gradi.
5 Finito il tempo di cottura, spegnere il forno e lasciare la torta all'interno a raffreddare.
6 Successivamente mettere la torta in frigorifero per almeno un'ora prima di servire.
7 Conservare in frigorifero.

Torta Al Cioccolato

Ingredienti

- 200 g di cioccolato fondente da 85% in su
- 100 ml di olio evo
- uova
- 200 g di farina di mandorle
- 2 cucchiai di cacao amaro
- sale q.b.
- yogurt bianco magro e frutta fresca per decorare

Preparazione

1 Separare i tuorli dagli albumi in due ciotole diverse.
2 Montare gli albumi a neve fermissima aggiungendo un pizzico di sale.
3 Spezzettare le tavolette di cioccolato fondente e lasciarle sciogliere a bagnomaria.
4 Sbattere i tuorli con l'olio di oliva e aggiungere il cioccolato fuso, la farina di mandorle e il cacao amaro. Amalgamare bene il tutto con un cucchiaio di legno.
5 Aggiungere gli albumi montati mescolando dall'alto verso il basso, incorporando bene il tutto.
6 Il composto dovrà risultare umido, ma compatto.
7 Imburrare il fondo di una tortiera a cerniera e versare il composto.
8 Cuocere in forno per 30-40 minuti a 170°C.
9 Far raffreddare la torta al cioccolato, trasferirla delicatamente su un piatto per dolci e decorare con uno strato di yogurt e frutta fresca (tipo lamponi o mirtilli)

Tiramisù

Ingredienti

Per il pan di spagna:

- 100 gr farina di mandorle
- 4 uova
- 50 gr eritritolo
- 10 gocce tic

Per la crema:

- uova
- 250 gr mascarpone
- 15 gocce tic
- 40 ml caffè espresso
-

Preparazione

Preparazione pan di spagna:

1 Montare i tuorli con il tic e l'eritritolo, poi aggiungere la farina di mandorle (nel caso l'impasto fosse troppo asciutto, aggiungere un po' di acqua).
2 Unire delicatamente i 4 albumi montati a neve.
3 Stendere l'impasto su una teglia rettangolare ricoperta da carta da forno e cuocere in forno ventilato 10 minuti a 220 gradi.
4 Lasciare raffreddare e tagliare il pan di Spagna in tanti rettangoli.

Preparazione crema:

1 Montare i tuorli con il tic e successivamente aggiungere il mascarpone.

2 Unire delicatamente gli albumi montati a neve.
3 Bagnare i rettangoli di pan di spagna con il caffè e fare i
   vari strati alternando alla crema.
4 Spolverizzare con cacao amaro.

Gelato Cheto Al Mascarpone E Frutti Di Bosco

Ingredienti per 2-3 porzioni

- 145g mascarpone
- 1 tuorlo
- 1 cucchiaio di eritritolo
- scorza di mezzo limone
- frutti di bosco a piacere

Preparazione

1 Lavorate con la planetaria o le fruste elettriche il mascarpone con il tuorlo e l'eritritolo fino ad ottenere una crema gonfia.
2 Unite la scorza di limone e incorpora i frutti di bosco senza romperli completamente usando una spatola.
3 Versate in un contenitore e metti in freezer per circa 1h30.
4 Toglietelo quando ha raggiunto la consistenza desiderata

Crostata Alla Crema Di Limone

Ingredienti

Per il ripieno

- tuorli d'uovo
- ½ tazza di burro non salato, fuso
- ½ tazza di sciroppo di vaniglia senza zucchero
- limoni
- ½ tazza di succo di limone
- Per l'impasto
- ¾ tazza di farina di mandorle
- cucchiai di burro non salato, sciolto
- 1 cucchiaio di sciroppo di vaniglia senza zucchero

Preparazione

1 Riscaldare il forno a 190 gradi
2 Ungere la teglia
3 Mettere in una ciotola il burro fuso e la farina di mandorle
4 Prendi il composto e premi sul fondo della teglia per fare la base
5 Mettere nel forno e cuocere per 10 minuti, rimuovere dal forno e mettere da parte
6 Mettere in un robot da cucina i tuorli d'uovo, la scorza dei 3 limoni, succo di limone, burro fuso e sciroppo di vaniglia
7 Girare il tutto fino a che viene ben amalgamato
8 Versare il composto in una casseruola e cuocere a fuoco medio, mescolare con una spatola e cuocere per 15 minuti
9 Versare il composto nella teglia con la base precedentemente fatta.

10 Coprire con un involucro di plastica e metterlo in frigorifero, lasciare riposare per una notte
11 Servire

Gelato All'Avocado

Ingredienti per 600 g di gelato:

- 200 g polpa di avocado
- 250 ml panna da montare
- 20 gocce Dietetic
- 30 g succo di limone (circa mezzo limone)
- 2 misurini proteine al cacao

Preparazione

1 Frullare l'avocado con un mixer aggiungendo acqua fredda q.b. fino ad ottenere una crema fluida ma non liquida.
2 Aggiungere 10 gocce di dolcificante ed il succo di limone.
3 A parte montare la panna con le proteine dolcificando con 10 gocce di dietetic.
4 Unire delicatamente alla panna, la crema di avocado.
5 Trasferire il tutto in una ciotola e mettere in freezer per 3/4 ore.
6 Ogni 30 minuti mescolare il gelato per rompere i cristalli di ghiaccio.
7 Trascorse le 3/4 ore servire con una spolverata di cioccolato fondente al 90% o del cacao amaro.

Muffin Di Noci E Gocce Di Cioccolata

Ingredienti

- 180 g Noci (Tritate finemente (ridotte in farina)
- cucchiai Stevia (Rasi)
- Uova
- 50 g Gocce Di Cioccolato Fondente
- 20 g Farina Di Semi Di Lino
- 1 bustina Lievito In Polvere Per Dolci
- 50 ml Latte Di Mandorle (Oppure latte di cocco)

Preparazione

1 Tritate le noci molto finemente fino a ridurle in polvere (farina).
2 Mettetele in un contenitore insieme alle altre polveri: farina di semi di lino, lievito in povere.
3 In un altro contenitore sbattete le uova insieme alla stevia. Le uova dovranno essere sbattute, ma non montate al 100% anche leggermente più "liquide" andranno benissimo!
4 Aggiungete alle uova sbattute con la stevia le polveri preparate in precedenza e continuate a mescolare fino ad ottenere un composto omogeneo, ma non troppo duro, anzi, dovrà poterli lavorare facilmente con il cucchiaio e scendere a "nastro" dal cucchiaio.
5 Aggiungere infine le gocce di cioccolato fondente e mescolate bene
6 Mettete l'impasto negli stampini per i muffin che preferite. (12 muffin di medie dimensioni vengono tranquillamente)
7 Infornate a 180° in forno statico preriscaldato per 16-18 minuti.
8 Lasciate raffreddare fuori dal forno.

Torta Alle Nocciole

Ingredienti

- 65 g nocciole tostate
- g farina d'avena
- 45 g tuorlo d'uovo
- 70 g albume montato a neve
- g lievito
- Cannella
- gocce di dolcificante
- 35 g burro

Preparazione

1 Ammorbidite il burro e montare l'albume a neve ferma
2 Tritate le nocciole fino a farle diventare una farina grossolana.
3 Pesate gli ingredienti in una ciotola e mescolate le nocciole, la farina di mandorle, il lievito e la cannella.
4 Aggiungere il burro, il tuorlo e il dolcificante e mescolate bene.
5 Incorporate rapidamente gli albumi montati a neve e mescolate dall'alto verso il basso.
6 Versa l'impasto in una teglia.
7 Infornare e cuocere a 180° per 10 minuti, poi a 170° per altri 15 minuti, sempre con il forno ventilato.
8 Sfornare e fare raffreddare su un foglio di carta da forno.
9 Potete decidere di fare più impasto e congelarlo per utilizzarlo altre volte.

125

Tortino Al Cioccolato

Ingredienti

- g cioccolato 82%
- 20 g albume
- g tuorlo
- gocce di dolcificante
- Vaniglia quanto basta
- g olio di cocco

Preparazione

1. Montate l'albume a neve ferma
2. Fate ammorbidire l'olio di cocco in forno a 50°
3. Nel tuorlo aggiungete il dolcificante e un pizzico di vaniglia in polvere
4. Sciogliete il cioccolato a bagnomaria e versatelo nell'olio di cocco
5. Aggiungete il tuorlo al composto cioccolate e olio di cocco e mescolate bene
6. Aggiungete le chiare d'uovo e mescolate rapidamente
7. Imburrate una piccola pirofila o una formina di silicone con un po' di burro
8. Versate il composto e infornate a 170° per 12-15 minuti

Biscotti Mandorla E Cioccolato

Ingredienti

- g farina di mandorle
- g cioccolato 90%
- g farina di cocco
- 1 uovo intero
- 1 lievito per dolci
- 21 g burro

Preparazione

1. Mischiate le farine ed il lievito.
2. Sciogliete il burro al microonde
3. Fate il cioccolato a scaglie ed unirle col burro sciolto alle farine
4. Mettere il composto in una teglia per biscotti in silicone
5. Cuocere a forno ventilato a 180° per 15 minuti

Biscotti Cocco E Cioccolato

Ingredienti

- cucchiai di olio di cocco
- 50 g burro morbido
- 1 cucchiaio di sciroppo d'agave
- tuorli d'uovo
- 100 g di gocce di cioccolato senza zucchero
- Cocco in scaglie
- 100 g noci

Preparazione

1 Preriscaldare il forno a 180°
2 Amalgamate in una ciotola olio di cocco, sciroppo d'agave, burro, tuorli.
3 Aggiungete in seguito le gocce di cioccolato, le noci e le scaglie di cocco e mescolate.
4 Versate il composto in una teglia per biscotti.
5 Cuocere per 15 minuti fino a doratura.

Biscotti Al Cocco

Ingredienti

- ½ cucchiaio di dolcificante
- 55 g farina di cocco
- Un pizzico di bicarbonato
- Un pizzico di cannella
- uova
- cucchiai di olio di cocco
- 1 ml di essenza di limone

Preparazione

1. Preriscaldante il forno a 175°
2. Foderate una teglia con carta da forno.
3. In una terrina mescolate gli ingredienti secchi.
4. Aggiungete poi le uova, l'olio di cocco, l'essenza di limone e mescolate bene.
5. Usando un cucchiaio mettete l'impasto facendo dei biscotti e cuocete fino a quando i biscotti saranno dorati sui bordi (15 minuti circa).
6. Lasciate raffreddare i biscotti.

Dolce Formaggio E Cioccolato.

Ingredienti

- 50 g di burro
- cucchiai di olio di cocco (55 g)
- 150 g di formaggio spalmabile tipo Filadelfia
- gocce stevia
- Mezzo limone
- g cocco macinato
- 1 cucchiaino di olio di cocco (5 g)
- 50 g di cioccolato fondente (dal 70% in su)

Preparazione

1 Preparate 12 piccoli stampi in silicone o foderate con carta forno uno stampo di 20 x 20 cm per sformare il dolce con facilità.
2 Sciogliete il burro e l'olio di cocco nel microonde.
3 Aggiungete il formaggio spalmabile e mescolate bene.
4 Aggiungete le gocce di stevia, il succo e la scorza di limone, il cocco macinato e mescolare.
5 Stendete il composto in uno stampo
6 Sciogliete il cioccolato e l'olio di cocco (cucchiaino) nel microonde.
7 Stendete sul composto a base di formaggio.
8 Mettete nel frigo a solidificare per un ora
9 Sformate il tutto su una superficie di lavoro togliendo la carta. Tagliare in quadrati ottenendo 12 pezzi.

CPSIA information can be obtained
at www.ICGtesting.com
Printed in the USA
LVHW020420120521
687183LV00010B/985

9 781801 649674